IPT

Interpersonal Psychotherapy

水島広子

Hiroko Mizushima

対人関係療法でなおす

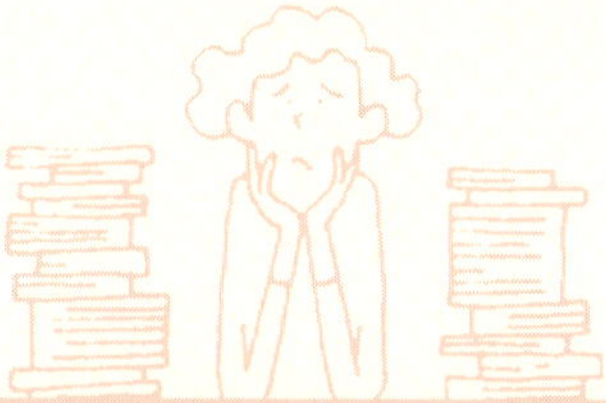

うつ病

病気の理解から対処法、ケアのポイントまで

創元社

シリーズによせて

対人関係療法（Interpersonal Psychotherapy: IPT）を専門にして、さまざまな病気を持つ多くの患者さんの回復に立ち会わせていただいてきました。これらの年月を振り返って実感していることは、対人関係療法とは、その医学的な治療効果が実証されているのみならず、患者さん、ご家族、そして治療者までもが「人間を好きになる」治療法だということです。

対人関係療法は、対人関係のストレスを解決する治療法であると同時に、対人関係の力を活用して病気を治す治療法でもあります。現代の日本には、まさに対人関係療法が有効だと思える領域がたくさんあります。そして、対人関係療法を通して、人と人とのつながりを育てていくことが、病気の治療を超えた意味を持つ時代になっていると思います。

目下、対人関係療法を行うことのできる治療者の養成を急速に進めておりますが、まだまだどこでも受けられる治療法ではありません。幸い、対人関係療法の考え方はとてもシンプルです。対人関係療法を受けられない患者さんや周囲の方にも、そのエッセンスを知っていただければ――そんな願いのもと、このシリーズが立ち上がる運びとなりました。

このシリーズでは、現代に生きる私たちが抱える心の病やストレスを一つひとつ取り上げて、対人関係療法的な視点から見直し、回復への道筋を分かち合いたいと思っております。皆さまのお役に立つことを心から祈っております。

水島広子

対人関係療法でなおす　うつ病　✤もくじ✤

編集協力　上坊真果（パピコ・スタジオ）

対人関係療法でなおす　うつ病

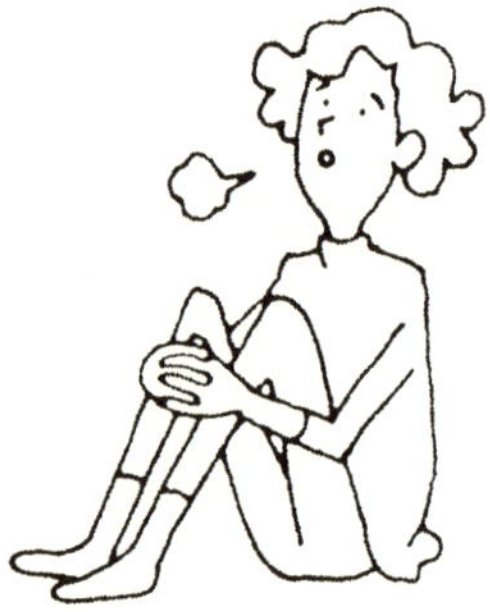

序　章——なぜうつ病に注目する必要があるか

うつ病は誰もが無縁ではいられない病気

うつ病に注目することが必要な理由は、いくつかあると私は考えています。

まず、誰もが無縁ではいられない病気になった、ということがあります。たとえば一九九〇年ごろは、うつ病という言葉くらいは知っていても、それが自分とどういう関わりを持つのか、ピンと来ない方のほうが多かったのではないでしょうか。でも今では、あちこちでうつ病についての記事や本を見かけますし、身近にうつ病の人がいる、あるいは自分自身もうつ病になったことがある、という方の数も増えたと思います。これはもちろん実際の患者数の増加を反映したものであると思われますが、同時に、うつ病という病気がよく知られるようになってきたことも反映しています。

今までの研究では、おおざっぱに言うと、だいたい七人に一人が一生に一度は治療が必要なほどのうつ病になることが知られており、女性は男性よりもうつ病になりやすいことも知られています（同時に、男性のうつ病も現在増えつつあることが知られています)。うつ病は今後ますます問題になると考えられており、WHO*では、うつ病は現在、呼吸器感染症、下痢性疾患、産前産後の女性の合併症に続いて「能力障害**」の原因の第四位であると推定しています。二〇二〇年までにはさらに順位を上げて、「能力障害」の第二位の原因になると見込まれています。

つまり、うつ病について学んでおくことは、自分自身のためにもなり、また、おそらく必ずや身近に現れるうつ病の人に対応する役にも立つ、ということになるのです。社会レベルで考えても、うつ病についての正しい知識を持つ人が増えれば、WHOの予測よりもよい結果につながるかもしれません。

うつ病は命に関わる病気

うつ病に注目することが必要な第二の理由は、自殺との関連です。第1章でお話ししますが、うつ病の症状の一つに、「自殺したくなる」というものがあります。うつ病はそれ自体が苦しい病気ですが、命さえ失うことがなければ、治る日が来ます。治療のプロセスでよりよい生き方を学んだ結果、「うつ病になってよかった」と思える日さえ来るかもしれません。でも、命を失ってしまっては取り返しがつきません。「自殺したくなる」という気持ちが症状の一つとして現れる、ということが、うつ病をよく知っておかなければならない理由の一つです。

＊　世界保健機関
＊＊disability: 能力低下とも呼び、個人レベルでとらえたときの障害のことを言います

うつ病は常識通りにはいかない病気

第三の理由であり、この本で最もお伝えしていきたいのが、うつ病は「常識通りにはいかない病気」だということです。私たちは常識的な対処法をいろいろと知っています。たとえば、骨折した人がやたらと歩き回っているのを見たら、「そんなに動いたら治りが遅くなるんじゃない？」と言うでしょう。肺炎でゴホゴホ言っている人が職場に出てきたら、「早く帰って寝なさい」と声をかけるでしょう。これらの常識的な対処は、実際に役に立つものです。つまり、病気についての現実と合っている、ということなのです。

ところが、うつ病の場合は逆です。元気のない人を見ると、私たちは「元気を出して」とか「気合いを入れて」などと言いたくなります。あるいは、気分転換にどこかに連れ出そうとしたりします。これらはごく常識的な善意であると言えます。でも、そのような対応が、うつ病の場合には裏目に出てしまいます。「気合いを入れて」の一言が、相手を追いつめます。気分転換の試みは、症状をますます悪くします。つまり、せっかくの善意が無駄になるだけではなく、有害にすらなる、ということなのです。うつ病について正しく知っていただくと、善意を本来の目的通りに生かすことができます。また、本書で述べる対人関係療法は、対人関係の力を活用する治療法であると言うことができますが、病気と対処法について正しい知識を持つことによって、身近な人のうつ病治療に役立つことすらできるのです。これが、本書を執筆する最大の動機です。

うつ病は繰り返しやすい病気

そのほか、うつ病は繰り返しやすいというのも理由の一つです。うつ病は「躁うつ病（双極性障害）」とは違って、本来は一回きりの病気という性質を持っているものです。でも、実際には再発しやすい病気です。特に、再発の回数が増えるほど、その後再発するリスクが高まります。再発を予防する、そして、もしも再発したときにも対処する方法を知っておく、ということは、うつ病においてはとても重要な視点となります。もちろん、何がうつ病を招いたのかということを正しく理解しておかないと、また同じことが起こるでしょう。うつ病に有効な治療法には薬物療法と精神療法（対人関係療法、認知行動療法）がありますが、精神療法の大きな役割がそこにあると思います。つまり、病気を招きやすい構造に働きかける、ということです。

うつ病は家族に影響を与える病気

また、家族に与える影響ということからも、出産可能年齢におけるうつ病を治療することが重要だということを示すデータが出ています。親がうつ病であるときの子どもへの影響はとても大きいのです。妊娠中にうつ病になると、妊娠中に必要なケアを怠るという結果にもつながります。また、産後のうつ病は、虐待をはじめとするさまざまな問題につながります。もちろんすべてのうつ病患者が子どもを虐待するわけではありませんが、親がうつ病を持っていると、子どもが思春期に不安障害、うつ病、さまざまな問題行動、身体症状を起こすリスクが高まることが知られています。親のうつ病を治すだけで、子どものうつが改善するというデータも出ています。
うつ病のときにこんな文章を読むと「ああ、やっぱり私は家族にも迷惑をかけているんだ」「私は親になるべきではなかったんだ」というふうに感じてしまうと思いますが、ご家族にとって、患者さんはかけがえのない人です。特に子どもにとっての親は、誰も代わることができない重要な存在です。親が「自分は親失格だ」と思っても、子どもはそう思わないのです。本書を読んでいただくことで、うつ病にかかっても希望を持って家庭生活や子育てをしていただけるようになることを切に祈っています。

本書では、対人関係療法によるうつ病の治療を一般の方にもわかりやすいように説明することで、以上の点を押さえていきたいと思っています。現在の日本は、まだまだどんな方でも対人関係療法をきちんと受けることができるような環境にはありませんが、本書をお読みいただくことが少しでもその代わりになることを期待しています。
うつがひどいときにはとてもこんなに文字がたくさん書いてある本を読む気力もないと思います。それでもご自分のペースで少しずつ読んでいただきたいと思いますし、まずは身近な方に読んでいただければ何よりの早道でしょう。そういう意味では、患者さんご本人だけではなく、ご家族をはじめとする周囲の方にもぜひ読んでいただきたい本です。

うつ病に注目が必要な理由

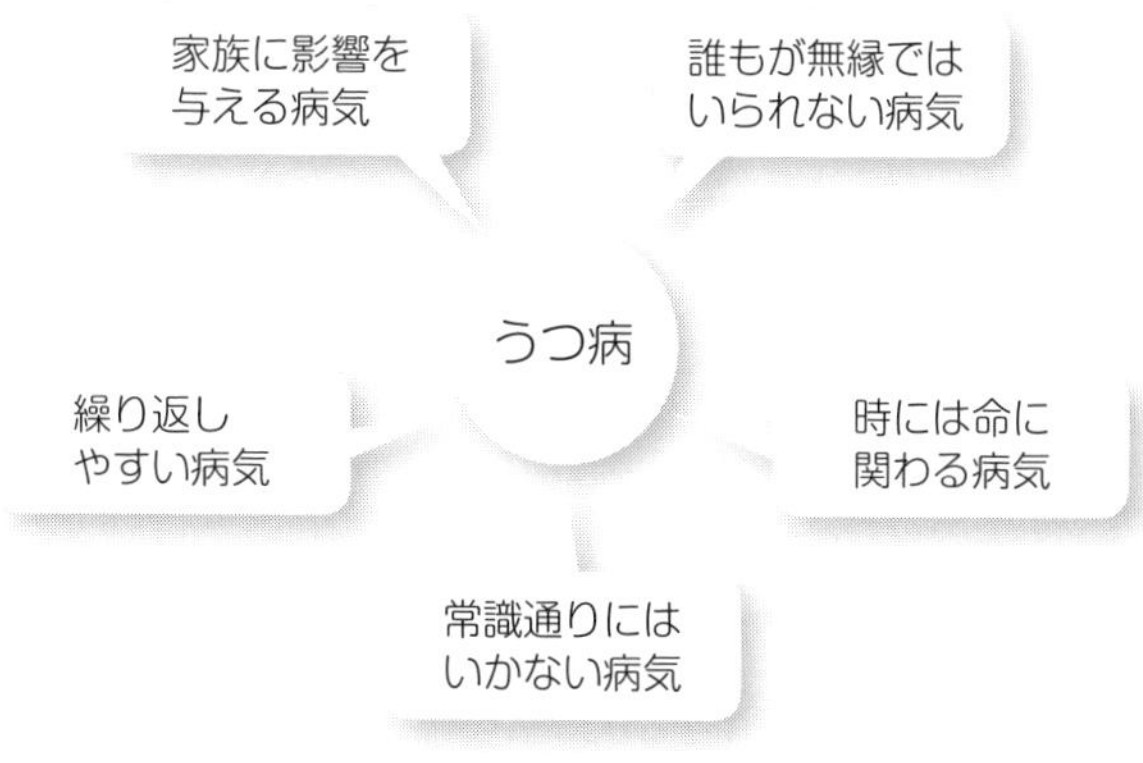
うつ病
家族に影響を与える病気
誰もが無縁ではいられない病気
繰り返しやすい病気
時には命に関わる病気
常識通りにはいかない病気

第1章　うつ病を知る

健康な「憂うつ」と「うつ病」の違い

「憂うつ」は、人間にとってきわめて自然な気持ちです。人はつらいことがあると落ち込んだり気力がなくなったりします。これはとても健康なことで、「憂うつ」に感じるから、自分がつらい状況に置かれているということがわかるのです。「憂うつ」に感じる時間は短いに越したことはないのでしょうが、役に立つ感情であることも間違いありません。何も感じなければ、自分が不利な状況に置かれていることもわからず、事態を改善することもできないでしょうから。

では、そのような、健康で役にすら立つ「憂うつ」と、「うつ病」との違いは何なのでしょうか。よく、自分が病気なのかどうかわからない、と冗談半分でおっしゃる方がおられますが、やはり健康と病気の間には明らかな違いがあります。そこをご説明したいと思います。

まず基本的には、「うつ病」は健康な「憂うつ」の延長線上にあると言ってよいと思います。つまり、まったく異なる性質のものではないのです（下図）。ただし、「憂うつ」がひどくなる過程で、「健康」から「病気」への一線を越えると、ガラリと様子が変わってきます。対応法も変わってくるのです。

　私たちが持っている体力も気力も限られています。気力は、いろいろなことですり減っていきます。ストレスを感じるとすり減り、疲れてもすり減ります。でも、仕事で多少嫌なことがあっても、家に帰って自分のペースでリラックスすると、次の日の朝にはだいたい元のレベルまで回復している、というのが普通の状態だと思います。ときには、すり減りが大きく、何か特別なこと（週末ずっと寝ている、とっておきの気分転換をするなど）が必要になることもあるでしょう。でも、そんな日常生活上の対処の中で解決していけるのであれば、それは健康な「憂うつ」です。大切な人を失うなどストレスが大きければ、それだけ回復にも時間がかかるでしょうし、「特別なこと」もそれだけ必要になります（第5章、第7章参照）。でも、こうしたことは基本的に人間としてあたりまえの、健康なことです。

　ところが、気力のすり減りから元に戻ろうとする方向ではなく、ますます気力をすり減らせてしまう悪循環（次項）に陥《おちい》ってしまうと、気力はどんどん下がっていきます。そして、ある一線を越えてしまうと、病気の特徴となる明らかな症状が出てきます。症状については後述しますが、基本的には、睡眠や食欲など身体面の症状が続けば「一線を越えた」可能性が高いと言えます（ただし前述したように、大切な人を亡くした直後などは例外です）。

「うつ病」は健康な「憂うつ」の延長線上にある

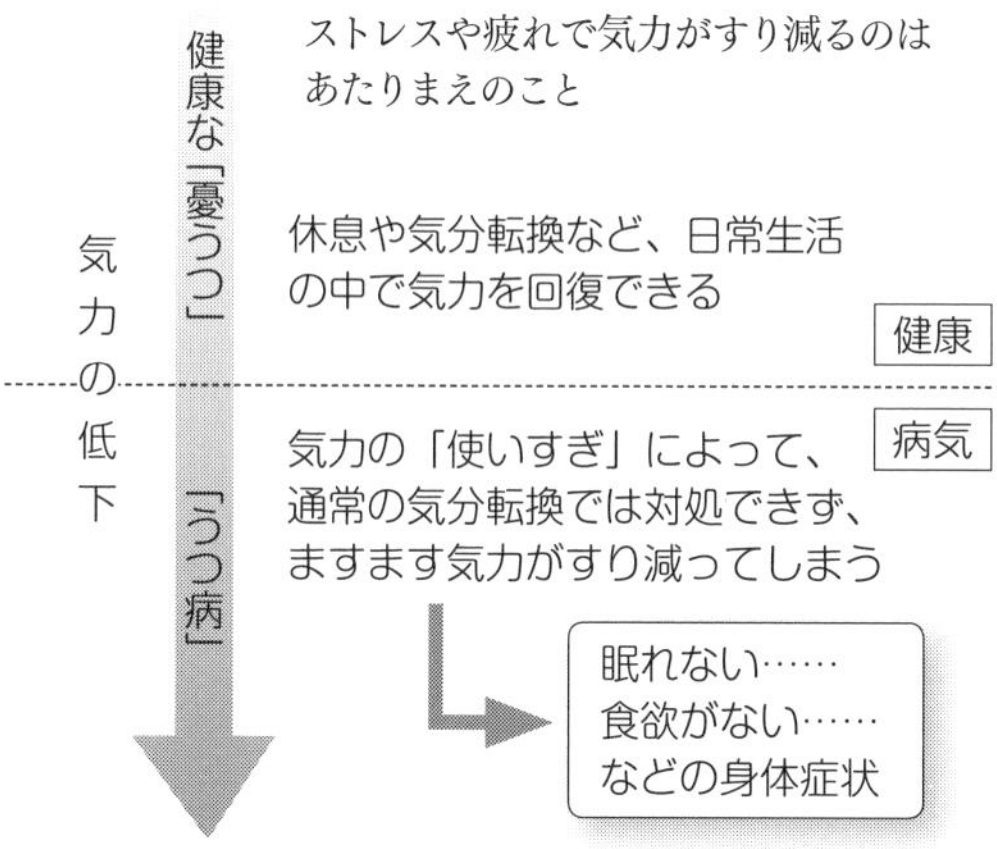
健康な「憂うつ」
ストレスや疲れで気力がすり減るのは
あたりまえのこと
休息や気分転換など、日常生活
の中で気力を回復できる
健康
気力の低下
病気
気力の「使いすぎ」によって、
通常の気分転換では対処できず、
ますます気力がすり減ってしまう
「うつ病」
眠れない……
食欲がない……
などの身体症状

車に詳しい方であれば、これは「バッテリーが上がる」現象に似ている、ととらえていただくとわかりやすいと思います。車のバッテリーは、いろいろな電気系統を使うことで消費されていきますが、走ることによってそれを取り戻しながら維持していきます。ところが、一晩中ヘッドライトをつけっぱなしにしておく、というように、明らかな「使いすぎ」が起こってしまうと、走って回復するようなレベルとは明らかに異なってしまうのです。エンジンをかけようとすればするほど、車にとっても有害になり、唯一の解決法は「充電」ということになります。

うつ病もこれに近いものです。明らかな気力の「使いすぎ」が起こってしまうと、通常の休息や気分転換では対処しようもなく、通常のやり方をしようとすればするほど（つまり、車を走らせるためにエンジンをかけようとすればするほど）どつぼにはまっていく、という構造になっていると考えれば理解しやすいと思います。やはり唯一の解決法は「充電」ということになります。単なる休息も効果的ですし、薬を使うことでかなり充電効果が高まります。自分を追い込むパターンを精神療法によって見直すことができれば、充電を阻《はば》むものが除去されます。車のバッテリーが上がってしまったときに自分だけでは直せないのと同じで、自力でうつ病を治すということはまず考えない方がよいでしょう。薬を飲む、治療者の力を借りる、周囲に協力してもらう、など、他者からの「充電」が必要になります。

どんどんひどくなる悪循環

うつ病の人はだいたいこんなふうに考えている、ということを整理してみます。まず、うつ病になる人はまじめな人が多い、などと言われます。実はこれについては明らかなデータがあるわけではないのですが、臨床的な実感としては確かにそうだと思います。まじめな人、つまり、責任感が強く、できるだけ自分の努力で何とかしようとする人は、何かうまくいかないことがあると「もっとがんばらなければ」と思います。そして、実際にもっとがんばります。がんばるということは、気力を使うわけですから、先ほどご説明したとおり、気力はすり減ります。それは、うつ病を悪くすることになります。うつ病の症状の中には、「集中力・思考力の低下」「罪悪感」などがあります。つまり、うつ病になると、ふだんよりも仕事の効率が落ちたり、ふだんだったら考えられないような失敗をしたりするのです。この症状がひどくなると、「うまくいかないこと」が増えます。また、うつ病の症状である「罪悪感」は、「自分が悪い」という気持ちを強めます。ですから、うつ病の人はますます「もっとがんばらなければ」と思うのです。こうして悪循環が成立します。

この悪循環を下図に表してみます。何かがうまくいかないといったきっかけから始まり、悪循環をグルグル回るほど、病気がどんどん悪くなっていく、というイメージをつかんでいただければと思います。

うつ病にはまりこむ悪循環――グルグル回ると、ますます病気が悪くなる！

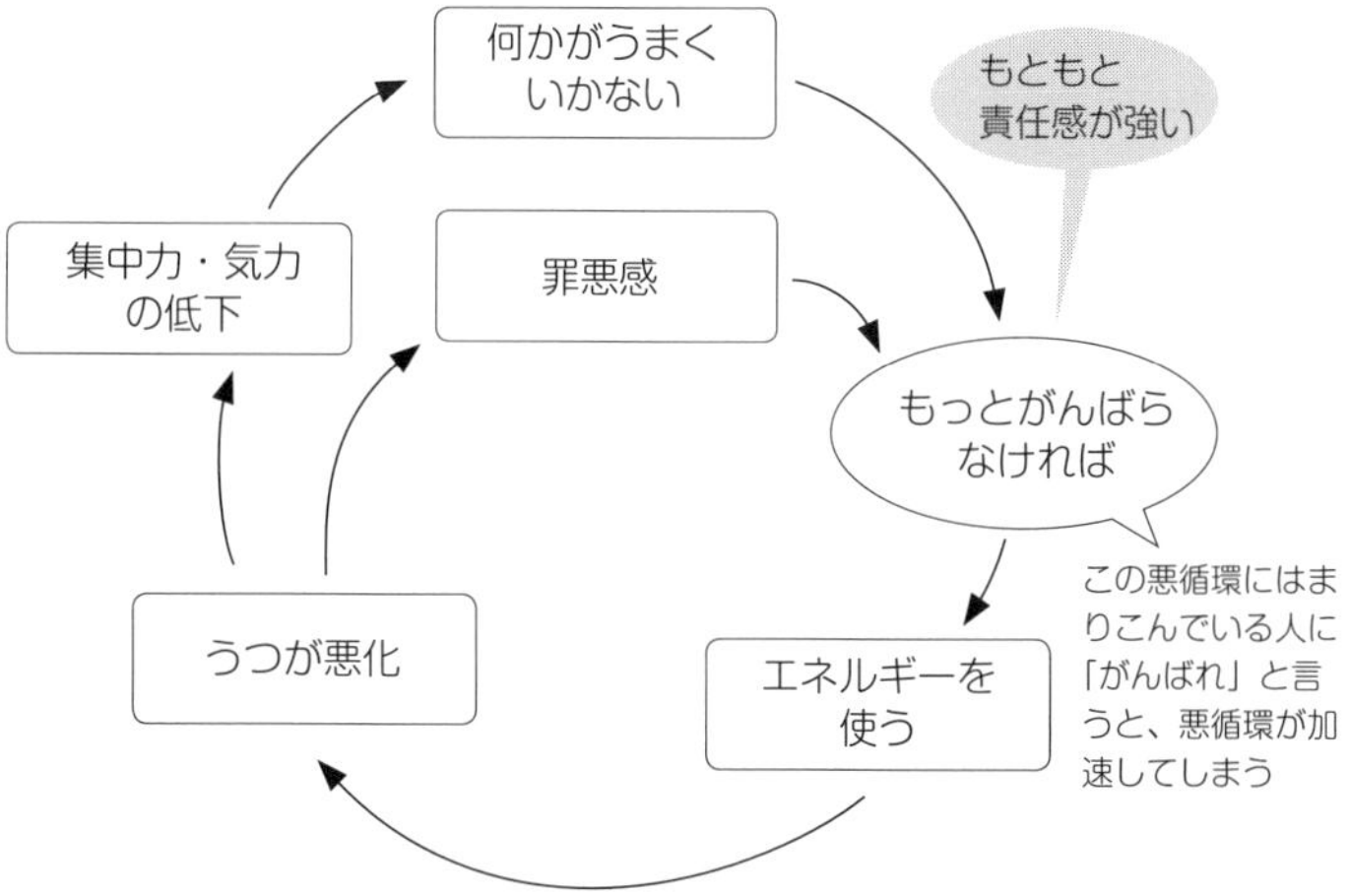

なぜうつ病の人を励ましてはいけないのか

このごろでは「うつ病の人を励ましてはいけない」ということがかなり知られるようになってきました。でも、講演などで「その理由を知っていますか?」と尋ねると、やはり知らないという方のほうが多いのです。励ましたいのに理由もわからずに禁止されると苦しくなりますので、ここで整理しておきたいと思います。前項で整理した、うつ病にはまりこむ悪循環こそが、うつ病の人を励ましてはいけない理由です。このような悪循環にとりつかれてしまっている人に「がんばれ」と言うと、「自分のがんばりが足りない」という意味に受け止められ、「やっぱりもっとがんばらなければならないんだ」という気持ちを強めることになります。善意の励ましが、うつ病の悪循環をさらに加速させてしまうのです。うつ病を治すためには、この悪循環にブレーキをかけていくことこそが必要なのですから、そこで必要とされるコメントは「がんばれ」「病は気から」ではなく、「休め」「無理をするな」ということになるのです。詳しくは、第11章をご参照ください。

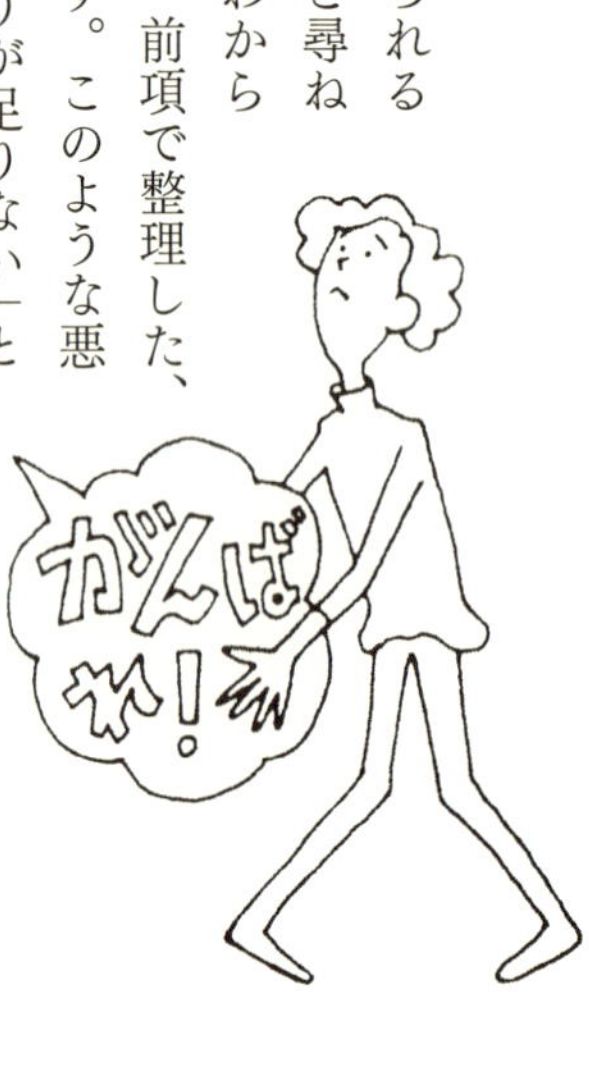

「病気」って何だろう

次項で症状を述べますが、うつ病は「病気」です。本書で述べる対人関係療法では特にうつ病を「病気」として扱うことに重点を置きますが、対人関係療法を受ける人でなくても、うつ病は病気だという認識を持つ方が正確ですし役に立ちます。

では、病気とは何でしょうか。おおざっぱな考え方として、病気とは、「なるかならないかを自分で選べないもの」「どんな症状が出るかを自分で選べないもの」「本人にとって基本的に苦しいもの」と考えるのがわかりやすいと思います。

たとえば、ある人が、「さあ、うつ病になろう」と決めても、すぐにうつ病になることはできません（うつ病になりやすい生活習慣を始めることはできますが、絶対にうつ病になるという保証はできません）。また、「今日うつ病を治そう」と思っても、もちろんそんなことはできません。これは、ある人が「さあ、糖尿病になろう」と決めても、すぐに糖尿病になることはできず（糖尿病になりやすい生活習慣を始めることはできますが、絶対に糖尿病になるという保証はできません）、「今日糖尿病を治そう」と思っても、もちろんそんなことはできない、というのと同じです。

また、ひとたび病気になると、その病気で規定された症状のセットが出てきます。インフルエンザになるとまずはひどい悪寒から始まり、高熱、全身の関節痛、喉の痛み、ひどい鼻水などがセットで出てくるのと同じように、うつ病になると、うつ病の症状がセットで出てくるのです。* たとえば、インフルエンザの症状の中で「全身の関節痛だけはやめたい」と本人が希望してもそんなことはできないのと同じで、うつ病になったときに自分の好きな症状だけを選ぶことはできないのです。「せめて職場に迷惑をかけないように、このプロジェクトが終わるまでは何とかならないでしょうか？」というような質問をする人がいますが、インフルエンザの熱がいつ上がるかをコントロールできないことからもわかるように、どの症状がどの時期に現れるかということも、基本的には選べません。

つまり、病気というのは、予防などには一定の工夫ができるとしても、ひとたびなってしまうと本人のコントロールを離れるものであると考えるとわかりやすいでしょう。インフルエンザになったら

＊インフルエンザにいろいろなタイプがあるのと同じく、うつ病にもいろいろなタイプがあって、それぞれに出てくる症状群は異なります

休養をとって適切な薬を飲む、虫垂炎になったら薬物療法や手術を受ける、がんになったら病期に応じて適切な治療を受ける、というのと同じように、うつ病になったときも休養をとって適切な治療を受けるしかないのです。

うつ病が長引くと「要は本人の気合いの問題なのではないか」という意見が出てくるものです。このごろは「都合のよい『うつ』が多すぎる」という社会的風潮もあります。心の病気の場合には、症状が目に見えないため（実際には見ようとすれば見えるのですが）、どうしても「気合い」の問題と混同されがちですが、病気という意味ではまったく対等です。実は誰よりも「気合いの問題」と勘ちがいしているのは患者さん本人なのですが、私はよく患者さんに、「病気という意味では、身体の病気も心の病気もまったく対等ですし、医療制度上もそういうふうになっています。心の病気を差別しないでください」と言うことがあります。命にも関わるこんなに重大な病気なのに、まるで後回しにしてもよい二流の病気みたいな扱いをしている人が多いように思うのです。

また、職場などで「本当は病気ではないのでは」と言われているようなケースを見て私が感じるのは、圧倒的なコミュニケーションの不足です。「この人は本当に病気なのか」「いつになったら治るのか」「職場ではどういうふうにサポートすると、どういうプラスがあるのか」ということを知りたければ、コミュニケーションを深めるしかないのです。患者さんが伝言役として機能してもよいし、職場の人と治療者が直接コンタクトをとってもよいでしょう（必ず患者さんの了解が必要ですが）。

関係者それぞれが不満を持っていながら、それが公然と語られていない、というのは、まさに対人関係療法が目をつけるところです。

どんな症状があるか

うつ病になるといろいろな症状が出てきますが、最近では本もたくさん出版されていますから、ここではポイントのみご説明します（下表）。

まず、憂うつなど感情面での症状があります。不安や焦りが前面に出る人の場合は、一見動きが多くなることがあります。よく喋《しゃべ》るし、よく動くので、とてもうつ病には見えない、と言われることもあります。でも、よくよく観察してみると、言動が空回りしていることがわかるでしょう。そのもとにあるのは、気力が低下して「それまでできていたこと」ができなくなってしまった自分への不安や焦りなのです。これも立派なうつ病です。うつ病の人すべてが寝込んでいるわけではありません。

また、高齢者の場合など、「性格が悪くなった」というふうに見える場合もあります。何かとイライラするので、「わがままになった」というふうに見えるのです。思春期のうつ病も、「落ち込み」よりはイライラや問題行動として表れることが多いものです。「非行少年」だと思われていた子が、実はうつ病だったということは珍しくありません。

次に、認知面（ものごとの受け止め方、考え方）の症状があります。自分は価値のない人間だ、自分は罪深い人間だ、と思ったり、自分は何もできない、自分は愛されない、将来は絶望的だ、というふうに思ったりするようなネガティブさが特徴です。

絶望感は、死にたい気持ちにつながります。自殺したがるというのはうつ病の深刻な症状の一つです。気力の低下は、集中力や思考力の低下にもつながります。また、高齢

うつ病になると出てくる症状

うつ病		
身体面	認知面	感情面
疲れ・だるさ 食欲がない 眠れない 頭痛 肩こり …など	ネガティブな考え方と受けとめ方（自分は価値のない人間だ、何もできない、愛されない、将来は絶望的だ、など）	憂うつ 悲しい 空しい 不安や焦り イライラ …など

⇨このような症状が２週間続いたら病院へ！

者の場合、集中力の低下が「物忘れ」に見えることがあり、認知症と勘ちがいされる場合がありますので、要注意です。

　感情面の症状、認知面の症状の他に、身体面の症状が出ます。ほとんどいつも疲れている、睡眠がとれない、食欲がなくなる、といった症状は一般的です。[*] その他、頭痛（肩こりからつながる後頭部の重い頭痛が多い）、身体各所の痛み、何かの身体疾患を思わせるような症状など、さまざまな身体症状が現れます。

　まとめると、うつ病というのは単なる「憂うつ」とはちがって、感情の症状だけではなく、考え方の症状や身体症状もセットで出てくる、れっきとした病気だということです。たとえば、疲れているのに毎朝四時に目が覚めてしまい、その後は眠ろうとしても眠れない、でも布団から出ることもできずにいろいろと思い悩む、などということが二週間続いたら、うつ病を考えて医療機関を受診するべきです。

うつ病にはいろいろな種類がある

　主なうつ病を大きく分けると、下図のようになります。一般に過労やリストラなどを契機に発症することが知られているのは「大うつ病性障害」と呼ばれる急性のうつ病です。程度の軽いものは「小うつ病性障害」と呼ばれます。

　一方、慢性のうつ病は、たとえば中学生くらいから始まって何十年間も続いているようなこともあり、経過が長いので、患者さんは自分が病気にかかっているという認識を持っ

うつ病は大きく分けると２つ

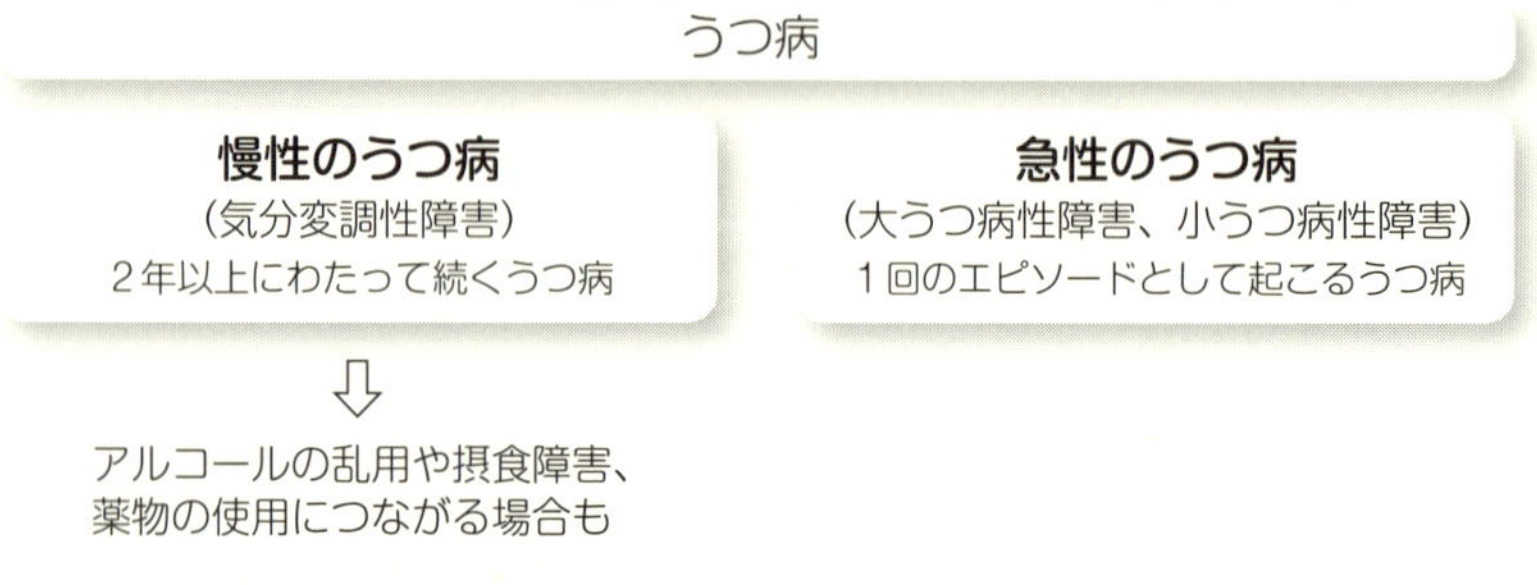
うつ病
慢性のうつ病
（気分変調性障害）
２年以上にわたって続くうつ病
アルコールの乱用や摂食障害、
薬物の使用につながる場合も
急性のうつ病
（大うつ病性障害、小うつ病性障害）
１回のエピソードとして起こるうつ病

ておらず、それが自分の性格なのだと思っていることがほとんどです。ですから、それだけのために治療を求める人はあまりいないのですが（「性格を変えるための」カウンセリングやセミナーを求める人は案外いるようです）、慢性のうつ病の人が大きなストレスにさらされると、急性のうつ病が上乗せされるというケースがあります。それは「二重うつ病」と呼ばれていますが、慢性のうつ病の人が初めて治療を受けるのは「二重うつ病」になったときであることが多いです。

　また、慢性のうつ病の場合、その気持ちの暗さ、自信のなさに何とか対処しようとして、アルコールを乱用するようになったり、摂食障害**になったり、薬物を使うようになったりする人もいます。そちらのほうの問題でようやく医療機関にかかる、ということもあります（第9章参照）。

　うつ病に似て非なる病気には、「躁うつ病***」、甲状腺疾患や脳腫瘍など身体疾患の症状として起こる抑うつ状態、飲んでいる薬の副作用としての抑うつ状態などがあります。これらはうつ病としては診断されません。躁うつ病とうつ病はまったく別の病気で、治療法も違います。また、身体疾患が潜《ひそ》んでいる場合や、何かの薬が問題である場合には、まずそちらで対処できることをすべきです。うつ病という診断を下す前には、全身の検査が必要で、少なくとも、頭部CTや血液検査は行った方がよいでしょう。

　その他、抑うつ症状が現れる病気には、さまざまなものがあります。それらについては類書をあたっていただくとして、本書では主に「うつ病」と呼べるものについてお話ししていきたいと思います。ちなみに、身体の病気の症状（たとえば、がんによる倦怠感など）に見えても、実際にうつ病が併存している場合は少なくありません。そういう場合も、本書が取り扱う対象となります。

＊　「非定型うつ病」と呼ばれる特殊なタイプのうつ病では、むしろ睡眠過多になったりたくさん食べたりするようになりますが、少数派です。なお、本書で述べる対人関係療法は非定型うつ病にも有効です。

＊＊　拒食症や過食症

＊＊＊双極性障害

第2章　うつ病の治療法

うつ病は「治る病気」

本章では、うつ病の治療法についての概要をお話しします。まず、うつ病の治療の位置づけから確認していきたいと思います。

病気には、「治る病気」と、「治すことよりもうまくつきあうことを目標にする病気」があります（下図）。うつ病の場合は、「治る病気」の方に分類されます。きちんと治療を受けることによって、「完全に治った状態」を実現することができるのです。

ただし、うつ病の場合、「再燃」（一度治ったように見えたものがぶり返すこと）や「再発」（また同じ病気が起こること）が多いということも特徴です。これは、病気になった構造（たとえば、がんばりすぎる）を変えなければまた同じことになる、という観点からも考えられるのですが、データからは、繰り返す回数が多くなるほど、その後も繰り返しやすくなると

病気にはいろいろなタイプがある

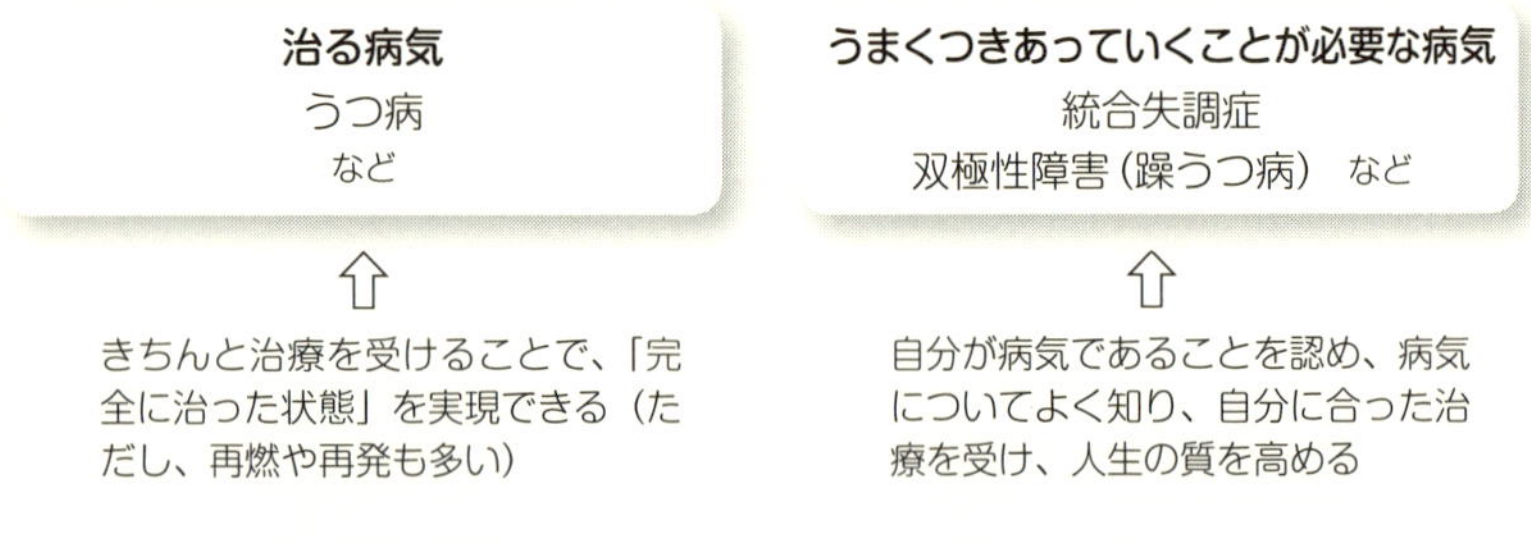

治る病気
うつ病
など
きちんと治療を受けることで、「完全に治った状態」を実現できる（ただし、再燃や再発も多い）
うまくつきあっていくことが必要な病気
統合失調症
双極性障害（躁うつ病）　など
自分が病気であることを認め、病気についてよく知り、自分に合った治療を受け、人生の質を高める

いうことがわかっています。つまり、ある程度は脳内の科学的な要素が手伝っているということでしょう。

誤解しないでいただきたいのですが、「繰り返さないように注意が必要」ということは、「治らない」という意味ではありません。うつ病がひどい時期に感じる絶望感、無力感、さまざまな身体的なつらさなどは、「治る」症状なのです。まずはそれらの症状を治して、一段落したら、同じことを繰り返さないためにはどうしたらよいかを考えればよいのです。改めて言いますが、うつ病は、治る病気なのです。

治療が必要な理由

実はうつ病は、治療をしなくても治る病気だと言われています。基本的には「休めば治る」病気だということです。実際に治療を受けずに回復している人は存在していますし、特に思春期のうつ病は、ひっそりと病んでひっそりと治っている人の方が多いと思います。思春期のうつ病は発見されにくいですし、環境の影響をとても受けやすいので、環境が好転することで改善することが多いのです。

ではうつ病は治療しなくてもよいのかというと、そんなことはありません。まず、症状によるマイナスが大きすぎます。なんといってもつらいですし、社会的にもいろいろな支障をきたします。思春期の場合は、大人に成長していく上で症状に大きく足を引っぱられることもあります。けれども治療をすることによって、症状の重さも持続期間も短くすることができます。そして最も注意しなければならないのは、「自殺したがる」といううつ病の症状です。もしかしたら治療をしなくても治るかもしれないけれども、それまでに自殺してしまったら、取り返しがつきません。

うつ病の「繰り返しやすさ」も、治療が必要な理由の一つです。なぜ自分がうつ病になったのか、二度とならないようにするにはどうしたらよいのか、ということを考えるよい機会になるのが治療です。うつ病は繰り返すほどさらに繰り返すリスクが高まるというデータからは、治療によって繰り返しをできるだけ防ぐことの意義も理解できるでしょう。

治療を受けたがらない患者さん、あるいは治療を受けさせたがらないご家族などは、単に病気であることを理解されていないことが多いのですが、うつ病が病気であるということを認めた上でもなお、「治療に頼らずに精神力で治したい」とか、「治療を受けることは逃げである」、「医者の治療を受けることは自然に反することで、身体が本来もっている治癒力に任せるべきだ」などとおっしゃることがあります。その気持ちはわからなくもないのですが、たとえば、抗生物質を使って菌を殺さなければ命に関わるような肺炎にかかっていたとしても、「治療に頼らずに精神力で治したい」と言うでしょうか？　そこが、心の病と身体の病の扱われ方の違いなのですが、前述した通り、どちらも病気としては対等です。やはり同じように扱われる必要があります。

もちろん、自然治癒力も精神力も大切です。でも、うつ病という病気の症状そのものが、むしろそのような力を抑えつける作用をしてしまうのです。自然治癒力や精神力を引き出すためには、リラックスして、安心し、やる気を出すことが大切です。ところがうつ病という病気の症状は、リラックス

うつ病は治療が必要な病気

うつ病の特徴
- 症状によるマイナスが大きすぎる
- 自殺のリスクがある
- 繰り返しやすい

⇩

薬の力も借り、心身を休め、自分を客観的に見る必要がある

⇩

自分が本来持っている力が引き出される

を妨げ、人を不安にし、やる気を失わせる、というところに大きな特徴があるのです。

本来の自然治癒力や精神力を引き出すためには、うつ病を治すことが第一です。確かに軽度のうつの方は自己啓発系の本を読むだけで元気になることもあります。でも、ある程度重いうつ病になると、本の通りにできない自分を責めてしまうことが多いので、本を読んでかえって具合が悪くなることもあります。そういうときには、まずは治療によって病気を治すことを優先させるという考え方が役に立つと思います。

うつ病の治療の最も本質的な部分は、病気についての正しい理解だと私は思っています。病気について正しい知識を持てば、だんだんと自然治癒力も引き出されてきます。でも、症状はかなり強烈ですから、薬の力も借りて、まずは心身を休めて、自分を客観的に見られるようにする必要があるのです。

うつ病には「治療」が必要である、ということは、はっきりとお伝えしておきたいと思います。

薬物療法とは

うつ病の治療法として最も確立されているのが抗うつ薬による薬物療法です。抗うつ薬は、うつ病になっているときの脳内の神経伝達物質のバランスの乱れを整えるものです。うつ病はいまだに解明されていないことが多い病気ですので、「根治療法」とは言えないのですが、気休め以上のレベルで作用する薬だという意味では「根治療法」に近いものです。

以前は三環系抗うつ薬という、効果は確実*だけれども副作用も強いものが主流でしたが、最近では、ＳＳＲＩ**、ＳＮＲＩ***という、より副作用の少ない薬も認可され広く使われています。副作用が少ない

＊　「非定型うつ病」と呼ばれるものに対しては例外で、あまり効果がありません
＊＊　Selective Serotonin Reuptake Inhibitor: 選択的セロトニン再取り込み阻害薬
＊＊＊ Serotonin-Noradrenaline Reuptake Inhibitor: セロトニン・ノルアドレナリン再取り込み阻害薬

ほうがもちろん使いやすいのですが、やはり三環系抗うつ薬のように幅広い神経伝達物質に働きかけるものでなければ十分な効果が得られない場合もありますので、主治医とよく相談してご自分に最も適した薬を使っていただきたいと思います。

抗うつ薬は、睡眠薬や「安定剤」（抗不安薬）などと違って、一定量を飲み続けることに意味がある薬です。常に血液中にある程度以上の成分があることで効果が現れるものですから、「今日は調子がよいからやめておこう」というような飲み方は決してしないでください。

うつ病は、「再燃」（症状のぶり返し）が少なくない病気で、それは半年以内に起こることが多いものです。ですから、初めてうつ病になったという方でも、調子がよくなってから半年間は同じ量で薬を飲むことをお勧めします。半年後にも安定していれば、そこから薬を減らしていったんやめてよいでしょう。

うつ病を繰り返している方は、「再発」（またうつ病になること）を防いだほうがよいですから、たとえば二年間は薬を飲み続けることが推奨されています。

「この本は対人関係療法の本なのだから薬の話は関係がないだろう」と思われるかもしれませんが、実はいろいろと関係があります。対人関係療法は、薬物療法ととても相性がよいのです（左図）。対人関係療法も、薬物療法も、どちらもうつ病を治す力がありますが、症状群で見るとそれぞれが違うところに効果を発揮するので、両方を併用すると最も効果が上がるのです。具体的には、薬物療法は、より身体的な症状（睡眠や食欲）に効果が出ますし、その効果は精神療法よりも早く現れます。現在よく用いられる薬でしたら、服用一～二週間目くらいから効果が出てきます。眠れない、食べられない、落ち着かない、身体が重い、という症状はとにかくつらいものですから、そういう症状をまず薬で落ち着けるというのは、とてもよい考えです。

一方、対人関係療法は、より心理社会的な症状に効果を現します。その効果は薬よりは少し遅く、四～六週間目くらいから現れてきます。心理社会的な症状というのは、たとえば憂うつな気分とか死にたい気持ち、仕事に集中できない、興味がわかないといった症状です。

相性のよさは他にもあります。対人関係療法は、うつ病を「病気」として治していく治療法ですので、他の治療法との比較や組み合わせを柔軟に考えていくことができます。たとえば、ある病気には、Ａという薬とＢという薬のどちらが効くだろうか？　それとも、ＡとＢをあわせて飲んだほうが効くだろうか？　というような考え方を、精神療法に対しても薬物療法に対してもすることができる、ということです。

ただし、薬物療法が難しい人もいます。その代表格が、妊娠中の女性、授乳をしている女性、高齢や身体の病気のために抗うつ薬が飲めない人、すでにたくさんの薬を飲んでいて抗うつ薬との相互作用が問題になる人、手術の前後、抗うつ薬の副作用に敏感すぎて服用できない人などです。こういう人に対しては、薬を使わず精神療法だけで治療をすることが唯一の選択肢となる場合がありますが、対人関係療法はそんなときの強い味方になるでしょう。

薬物療法が可能な状況であるのに抵抗を感じるという方は、おそらくうつ病を「病気」としてとらえることに抵抗を感じておられるのだと思いますから、本書

薬物療法と対人関係療法

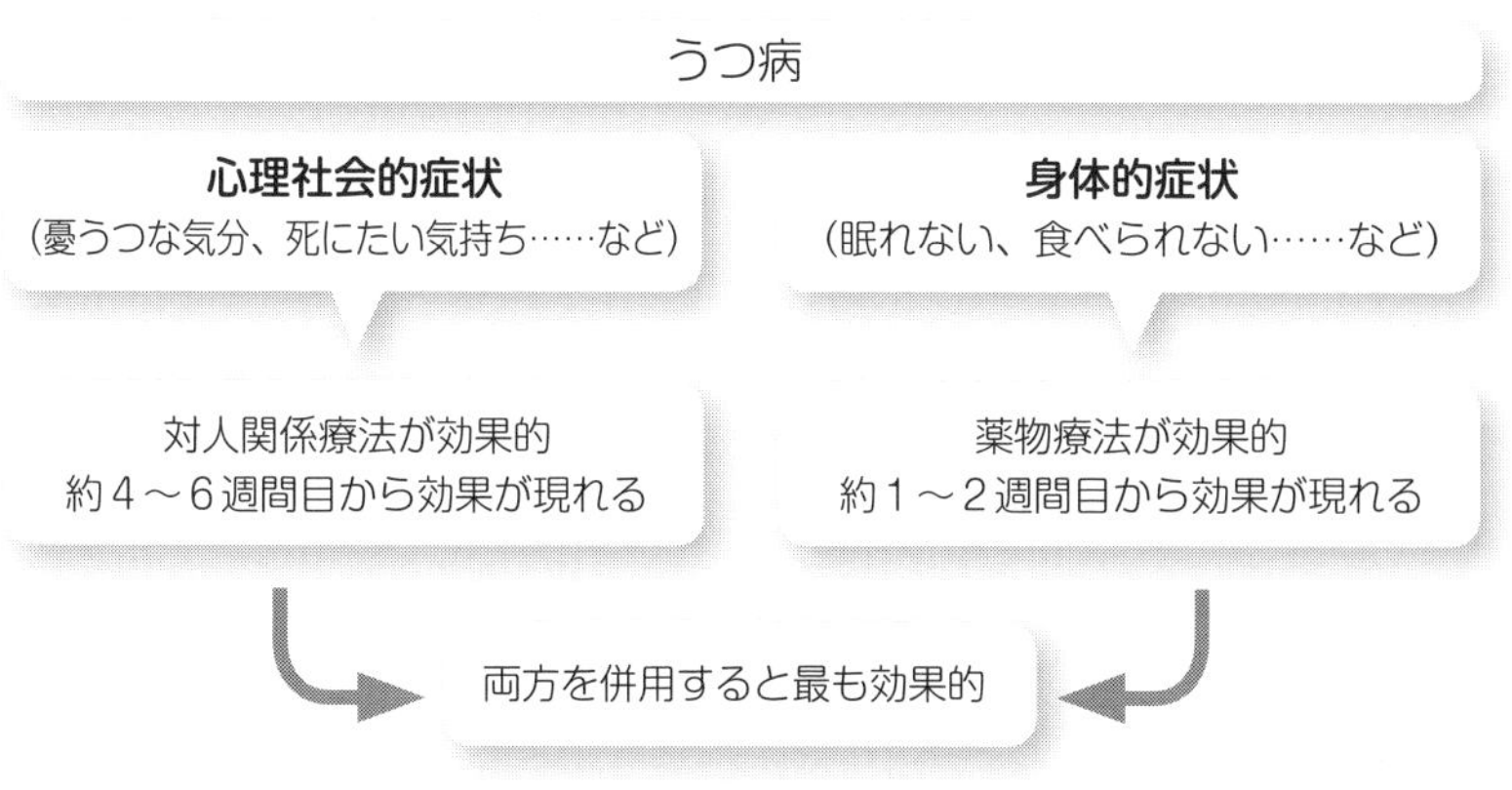

うつ病
心理社会的症状
(憂うつな気分、死にたい気持ち……など)
身体的症状
(眠れない、食べられない……など)
対人関係療法が効果的
約４～６週間目から効果が現れる
薬物療法が効果的
約１～２週間目から効果が現れる
両方を併用すると最も効果的

を繰り返し読んでいただきたいと思います。また、うつ病のタイプによっては、どうしても薬物療法か電気けいれん療法*を使わなければならない、というものもありますので、治療法の選択肢については常に柔軟に医療上の必要性に合わせて考えることが必要です。

対人関係療法とは

本書で述べる対人関係療法**は、うつ病に対して効果が証明されている三つの治療法（下表）のうちの一つです。三つというのは、前述した薬物療法（抗うつ薬）、対人関係療法、そして後述する認知行動療法です。

対人関係療法については本書を通して詳しく説明していきますのでここでは簡単な紹介にとどめますが、一九六〇年代末から開発が始まり、科学的な臨床研究の中で効果が証明されてきた治療法です。こういう治療法のことをエビデンス・ベイスト***な治療法と呼んでいます。たとえば、効くかどうかわからない薬を飲むのは誰でも抵抗があるでしょう。これこれの病気にはこの薬をこのくらいの期間飲めばこのくらいの効果が出る、副作用にはこういうものがある、ということを知って初めて、安心してその薬を飲めるのではないでしょうか。精神療法も実はまったく同じことで、場合によっては副作用すらあります（不適切な精神療法に傷つき、自殺に至るようなこともあります）し、効果があるのかどうかもよくわからないままに何年間も治療に時間を浪費するというのも困ったものです。

うつ病への効果が証明されている３つの治療法

- 薬物療法
- 対人関係療法 ⇦ **本書のメインテーマ**
- 認知行動療法

* electroconvulsive therapy: ECT
** Interpersonal Psychotherapy: IPT と呼ばれることもある
*** evidence-based: 根拠に基づいた

もちろん、時間をかけることに価値のある場合もありますが、その場合、何のために時間をかけているのかが明確にされていることが必要でしょう。

対人関係療法は、臨床研究では多く使われてきましたから、効果のデータは豊富にあるのですが、効果の証明を優先させてきたため、また、中心となった創始者が若くして亡くなったため、一般への普及が出遅れました。発祥地の米国ですら、九〇年代に入ってからようやく普及し始めたという状況です。その後は普及が急速に進み、今では開発途上国も含めて前途有望な治療法になっています。

認知行動療法(認知療法)とは

認知行動療法(認知療法)は、エビデンス・ベイストな精神療法の代表格ですが、基本的には私たちの認知*に焦点を当てて行っていく治療法です。

私たちはふだん、事実を見て暮らしているつもりになっていますが、実際に事実そのものを見ているということは、まずありません。よく私が講演のときにお話しするたとえ話がありますので、ご紹介しましょう。

「私が講演をしていると、多くの方が熱心にメモを取ってくださいます」

右の一文を読んで、違和感を覚えた方はほとんどいないでしょう。でも実際に、大きな講演会場では、私の目には皆さんが何を書いているかという内容までは見えません。「私が話をしている間に、皆さんが何やら書いている」というのが、私が見ている本当の事実です。私がそれをなぜ「熱心にメモを取ってくださっている」と感じるのかというと、自分が役に立つ話をしているという自覚があるから

＊ものごとのとらえ方、受け止め方

です。つまり、私のものごとの受け止め方（心のフィルター）はプラスに傾いているので、「私が話をしている間に、皆さんが何やら書いている」という事実を見たときに、ごく自然に「熱心にメモを取ってくださっている」というふうに解釈をし、それがあたかも事実であるかのように私の心に刻まれるのです。

　でも、私の心のフィルターがマイナスに傾いていたとしたらどうでしょうか。たとえば、講演に出かける直前に、患者さんから「あんたは最低の精神科医だ！　うぬぼれるのもいい加減にしろ！」などと怒鳴られていたとしたら（幸い、そんな目に遭《あ》ったことはありませんが）。クヨクヨ落ち込んで講演会場に行った私は、自分に自信がないでしょう。すると、「私が話をしている間に、皆さんが何やら書いている」という事実が、「ああ、やっぱり私の話はつまらないから、皆さんは落書きをして時間をつぶしているんだ」というふうに見えるかもしれません。

　このように、私たちはたえず現実を自分なりに解釈しながら、それをあたかも事実のように思い込んで生きているものです。その「自分なりの解釈」に焦点を当てて検証し、もっと合理的・現実的で、自分を苦しめない考え方を見つけていくのが認知行動療法（認知療法）です。認知行動療法については、たくさんの本が出ていますの

現実の解釈の変わり方

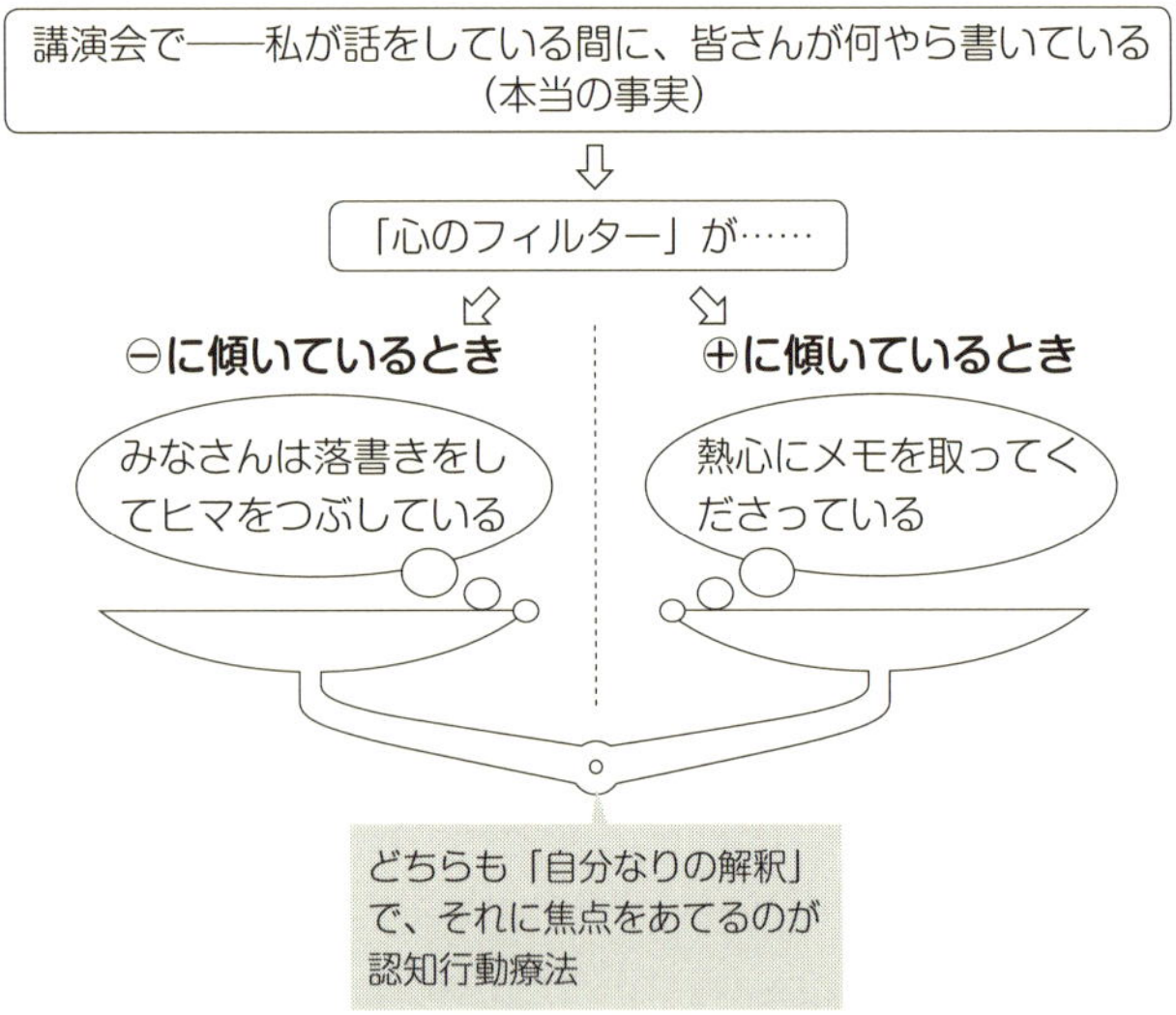
講演会で――私が話をしている間に、皆さんが何やら書いている
（本当の事実）
「心のフィルター」が……
⊖に傾いているとき
みなさんは落書きをしてヒマをつぶしている
⊕に傾いているとき
熱心にメモを取ってくださっている
どちらも「自分なりの解釈」で、それに焦点をあてるのが認知行動療法

で、ご関心のある方はぜひ参考になさってください。現在の認知行動療法では、認知のみに焦点を当てるのではなく、認知・行動・感情・身体反応というシステムに注目していますので、その行動療法としての側面も役に立つと思います。

認知行動療法と対人関係療法の違いについては次章でご説明しますが、かなり似た要素の多い治療法です。ただ、認知行動療法のほうが「きちんとした」治療法である（形になっている課題が多い）ためか、重度のうつ病に対しては対人関係療法のほうが効果的であることが大規模研究から示されています。

なお、うつ病治療のほとんどが現在では外来通院で可能ですが、入院しなければならない場合もあります。たとえば自殺したい気持ちがあまりにも強く、自分でも家族でもコントロールが不可能なときです。自殺したいことそのものはうつ病の症状であり、うつ病にかかっている誰もが多かれ少なかれ持っている気持ちなのですが、それがどれほど実行に移されやすいかということには、真剣に注意することが必要です。入院すれば自殺が一〇〇パーセント防げるというわけではありませんが、家にいるよりははるかに安全です。

第3章　対人関係療法の考え方①――基本

対人関係に注目する二つの理由

対人関係療法は一九六〇年代末から開発が始まった治療法ですが、治療法を作る上で参考にしたのは「人がうつ病になる直前には何が起こっているのか」というデータでした。そのチームが行った研究では、うつ病になった人はその前の半年間に強いストレスにさらされており、その筆頭にあったのは配偶者との不和であったといいます。

一九六七年にホルムズとレイが発表したストレス評価尺度は有名ですが、ストレス強度の第一位は配偶者の死、第二位が離婚、第三位に夫婦別居と、上位三位が夫婦関係の問題で占められています。この事実は、身近な対人関係がどれほど心に大きな影響を与えるかということを、如実に示していると思います（左表）。

うつ病のきっかけの中には、一見したところ対人関係とは無関係に見えるものもあるでしょう。たとえば、過労でうつ病になるというような場合には、対人関係とは無縁だと思われるかもしれません。でも、その人はなぜそこまで仕事を抱え込んでしまったのか。なぜ断れなかったのか。なぜそうした状況について家族や親しい人にもっと相談できなかったのか。こうしたことを考えていくと、これも立派な対人関係問題です。

経済問題についてもそうです。お金がなくなると、人から受ける扱いが全般に変わるでしょう。また、それまでお金を優先させて親しい人間関係の構築を怠ってきた人にとっては、お金の問題につい

変化に適応するためのストレス（ホルムズ＆レイ、1967）

できごと	ストレス度
配偶者の死	100
離婚	73
配偶者との別れ	65
拘禁	63
親密な家族メンバーの死	63
怪我や病気	53
結婚	50
職を失うこと	47
引退	45
家族メンバーの健康上の変化	44
妊娠	40
性的な障害	39
新しい家族メンバーの獲得	39
職業上の再適応	39
経済上の変化	38
親密な友人の死	37
仕事・職業上の方針の変更	36
配偶者とのトラブル	35
借金が1万ドル以上に及ぶ	31
借金やローンのトラブル	30
職業上の責任のトラブル	29
息子や娘が家を離れる	29
法律上のトラブル	29
特別な成功	28
妻が働き始めるか、仕事をやめる	26
学校に行き始めるか、仕事をやめる	26
生活条件の変化	25
個人的な習慣の変更	24
職業上の上役（ボス）とのトラブル	23
労働時間や労働条件の変化	20
住居の変化	20

ての打撃はより大きいでしょう。お金がなくなったとたんに、自分の価値がなくなってしまうからです。そういうふうに考えると、これも一つの対人関係問題であると言えます。

　学生のストレスの筆頭であろう「試験」はどうでしょうか。試験は単なる点数の問題であって、対人関係ではないと思うかもしれません。でも、試験のできが悪かったときに何が起こるか、ということ（親に怒られる、先生に失望される、クラスでの地位が落ちるなど）を考えれば、これも立派な対人関係問題です。

　うつ病の原因はいまだにわかっていませんし、実に多様な背景があると思われますが、少なくとも発症のきっかけはほとんどが人に関わる問題、それもかなり身近な人に関わる問題であることであるということは明らかだと言ってよいでしょう。

　また、ひとたび病気になった後も、症状の経過は身近な人間関係によって大きく左右されます。これはだいたいどんな病気でもそうでしょう。たとえばアトピー性皮膚炎の人などでも、対人ストレスが増えると症状が悪化することが多いものです。うつ病も同じで、対人ストレスが増えているのに病気だけがよくなる、ということはまずあり得ないのです。

　対人関係に注目する理由の一つが、以上のことです。

もう一つ、対人関係に注目する大きな理由があります。それは、病気そのものが身近な人間関係

病気そのものが対人関係に影響を与える悪循環

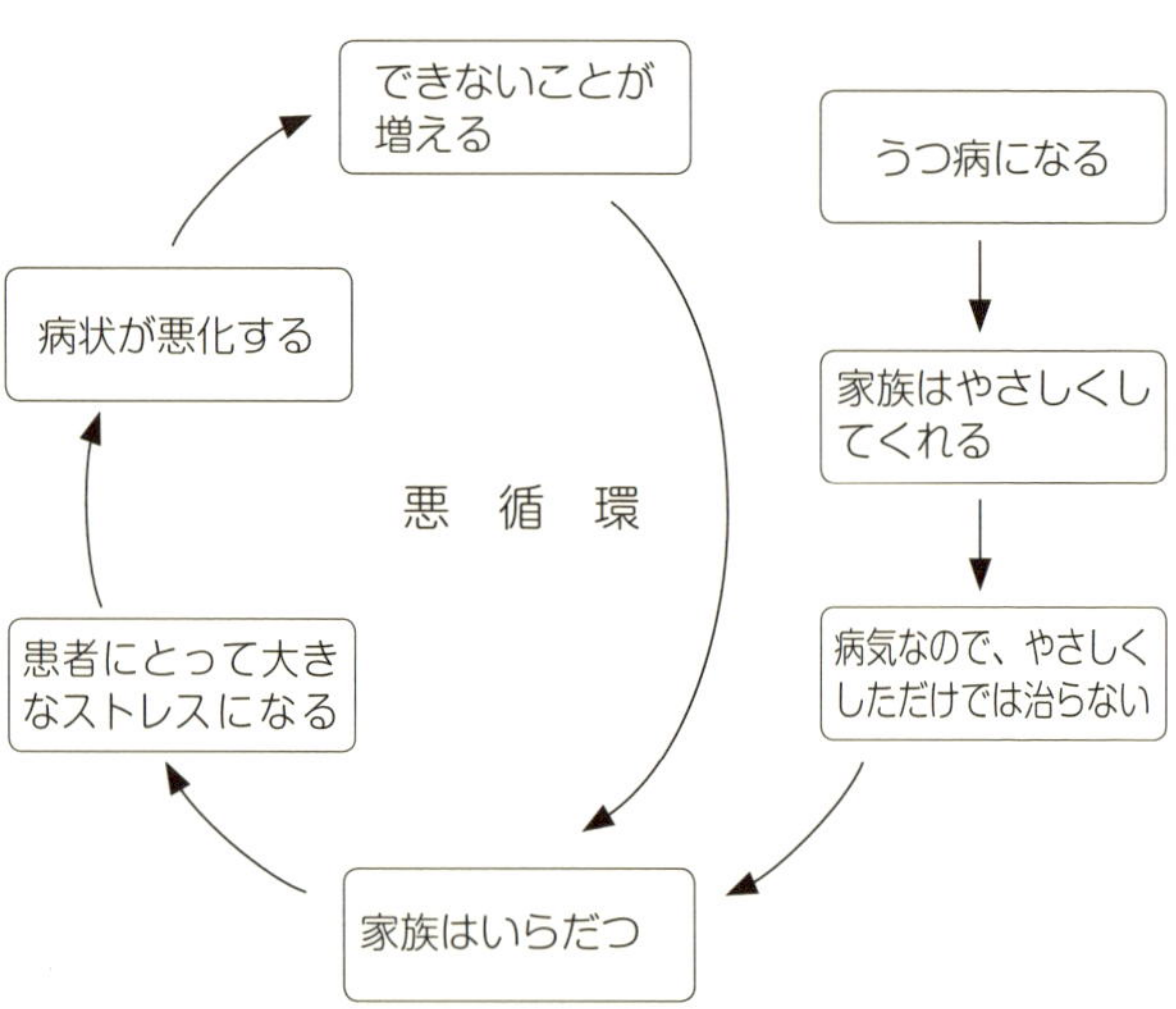
うつ病になる
家族はやさしくしてくれる
病気なので、やさしくしただけでは治らない
家族はいらだつ
患者にとって大きなストレスになる
病状が悪化する
できないことが増える
悪　循　環

に大きな影響を与えるということです（右ページ下図）。人がうつ病になると、家族など身近な人は、まずは優しくしてくれることが多いものです。心配して温かい声をかけてくれたり、いろいろと代わりにやってくれたりするのです。でも、うつ病は病気ですから、そんな「日常生活の精神療法」で治ることは多くありません。するとまわりの反応はだんだんといらだちなどに変わってきます。「要は本人に治る気がないのではないか」「ただ怠けているだけなのではないか」などと考え始める人もいます。これはもちろん、患者さん本人を傷つけ、さらなるストレスとなり、病気を悪化させます。するとまわりはますます「治る気がない」と思う……という悪循環に陥っていくのです。ですから、病気について正しい知識を持ってもらうことで、その問題を解決していく必要があるのです。

「現在」の対人関係こそが重要

「対人関係」というと、どうしても過去の対人関係について語りたくなる人が多いものです。「親にこういうふうに育てられたから」「小さいころにこんな不幸な経験をしたから」現在の自分が病気になっているのだ、ということです。

もちろん、人間の現在に過去が影響を与えていることは確かです。ものごとに対する私たちの見方には、過去の体験がさまざまな影響を与えているものです。

でも、あたりまえのことですが、過去そのものを変えることはできません。そして、私たちは過去ではなく現在に生きているのです。いろいろなことを考え、感じ、他人に働きかけるのは、すべて「現在の自分」です。変化を起こせるのは現在においてのみであるし、それは現在の自分にしかできないことです。

対人関係療法では、もちろん、過去の人間関係も振り返ります。それは、現在の対人関係パターンの参考になるからです。過去にひどい外傷体験を持っている人は、そうでない人に比べて、人を信頼するのが難しいでしょう。また、今までの対人関係のパターンを聞いていくことで、その人の「クセ」もわかります。たとえば、相手にぶつかっていくよりは関係を絶ってしまう傾向がある、というパターンがあるかもしれません。

それでも、対人関係療法で取り組んでいくのは現在の人間関係だけです（下図）。たとえば、小さなころに母親から虐待を受けたという人の場合、虐待の事実を消すことはできません。でもその事実が、現在の母親との関係、あるいは他人との関係にどのような影響を与えているかを理解し、そのパターンを変えていくことは可能です。そのような作業の中で、母親が過去について謝罪することもあるかもしれません。そうであっても、それは「過去に働きかけた」わけではなく、現在の関係において謝罪という行為が起こった、という意味になります。そしてそのことについて何らかの感情を抱くのも現在の自分であるということです。

対人関係療法で取り組むのは現在の人間関係だけ

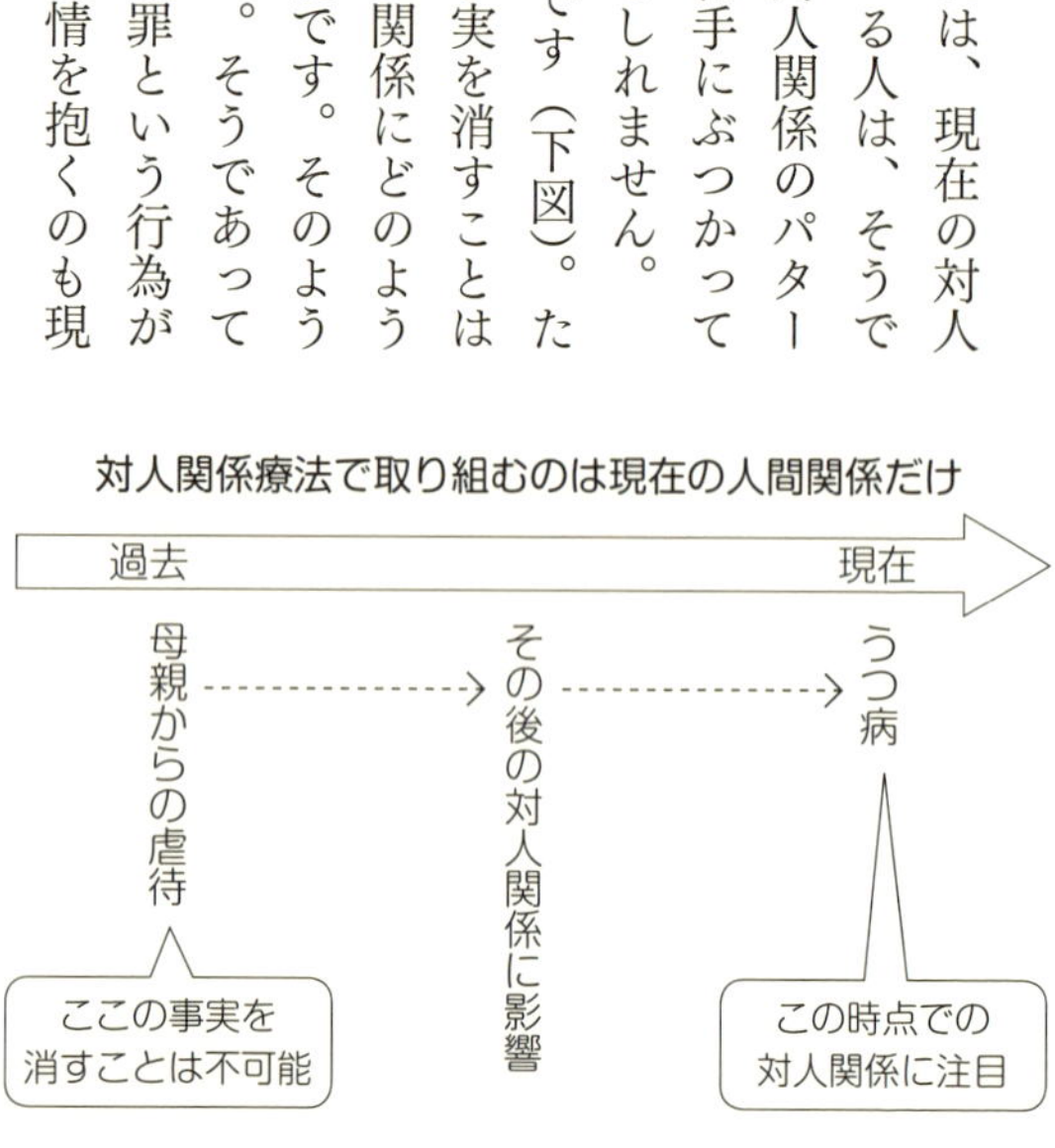
過去
現在
母親からの虐待
その後の対人関係に影響
うつ病
ここの事実を消すことは不可能
この時点での対人関係に注目

現在の対人関係に注目することは、家族など身近な人たちにとってもプラスの考え方です。治療への協力を求められた親御さんなどは、「ああ、やっぱり親が原因でなった病気なんですね」とおっしゃることも少なくありません。親として、我が子が病気になれば何らかの責任を感じるのも理解できることですが、親が過去にとらわれてしまうことは必ずしも治療にプラスではないのです。ある患者さんは、「お母さんは、自分のせいで病気になったと責めていて、昔に戻って子育てをやり直したいと言うんです。あのときああしてあげればよかった、こうしてあげればよかったって。でも、私はとにかく育てられてここにいるんですよ。お母さんにそんなことを言われたら、どうしたらよいかわからなくなります」と困っていました。病気の発症に責任を負っているかどうかにかかわらず、「よくなってもらいたい」と思うのであれば、周囲の人たちも患者さんの現在に注目していくべきですし、その中でできる役割を果たしていただくのが最も効果的です。「現在」というキーワードは、協力者の皆さんにも役に立つ言葉だと思います。

「病気を強調する」

対人関係療法では、うつ病を「病気」として強調していくことも一つの治療戦略になります。専門用語では「医学モデル」と言いますが、うつ病は病気であって、治療対象であるという考え方です。一般の方を対象に講演をすると、「病気だというレッテルを貼るのはかわいそうなのではないか」というご意見もいただきますし、患者さんのご家族などでも、病気であることを認めようとしない方がいらっしゃいます。精神的な病に対する社会の偏見を考えれば、そういう気持ちももちろん理解できるのですが、うつ病の治療は、病気として認めるところからしか始まりません。なぜかというと、健康な人の役割と、うつ病の人の役割が、一八〇度違うからなのです。

健康な人は、たとえば毎日仕事に行くこととか、毎日家事をすることなどが社会人としての役割になるでしょう。学生であれば、一生懸命勉強したり部活に精を出したりすることでしょう。でも、そのようにエネルギーを使う作業は、うつ病を悪化させます。ですからうつ病の患者さんが病院に行くと、「今は休むことがあなたの仕事です」と言われることがほとんどでしょうし、休職のための診断書が書かれたりするのです。ここでは、うつ病の人の役割が、「働く」ことから「休む」ことに変わっているということになります。

そのような役割を、専門的には「病者の役割」（下図）と呼んでいます。これはパーソンズという人が一九五一年に提唱した考え方なのですが、病気であることは、単にそういう状態であるというだけの意味を超えて、一つの社会的な役割であるということなのです。どういうことかと言うと、うつ病になっている間にも、私たちは人と関わりますし、この社会の中で生きているわけです。そこでおのずと引き受けている役割がある、というのが、「病者の役割」という考え方です。

病者の役割としては、仕事や家事といった通常の社会的な義務が免除されたり、ある種の責任が免除されたりするという側面があると同時に、自分は病気であってできるだけ早く抜け出すべき状況にあるということを認識する、回復を援助する人に協力する、という「患者としての義務」という側面もあります。

病気である間に果たすべき役割を明確にしておかないと、前述したような「本人に治る気がないのではないか」などという不満が周囲から出てきてしまうのです。「病気」を強調することは、対人関係の不要な軋轢《あつれき》を減らす効果があります。うつ病について正しい知識を持つと、家族の姿勢もまた協力的なものに変わってきます。

また、うつ病になると、その症状として「すべて自分が悪い」「自分は人に迷惑をかけている」というような気持ちになるため遠慮してしまい、必要なことを人に相談したり頼んだりするこ

病者の役割（パーソンズ、1951）

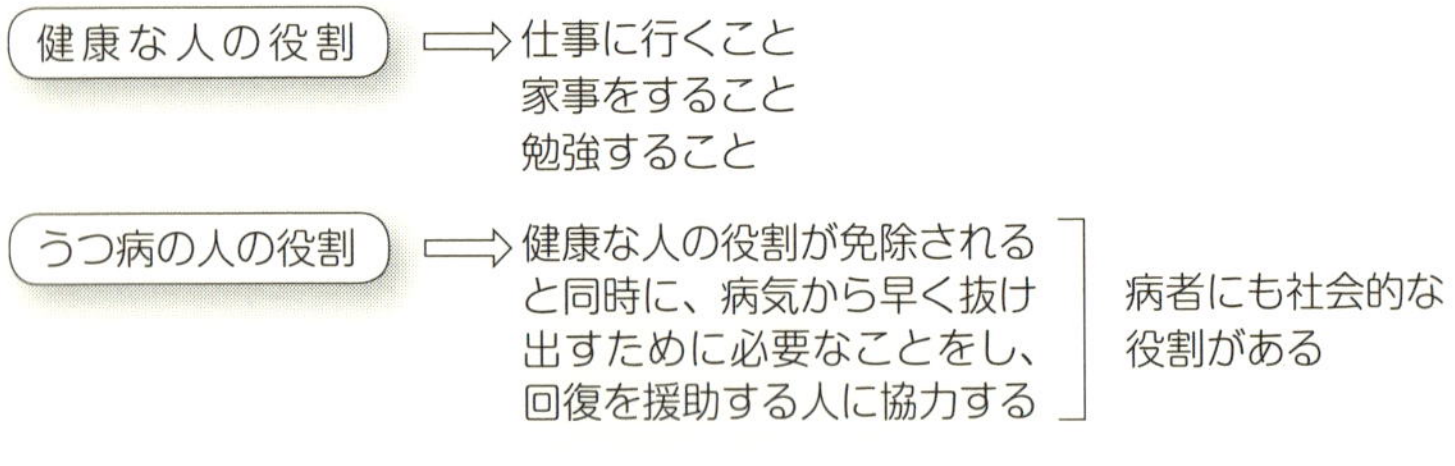
健康な人の役割
仕事に行くこと
家事をすること
勉強すること
うつ病の人の役割
健康な人の役割が免除されると同時に、病気から早く抜け出すために必要なことをし、回復を援助する人に協力する
病者にも社会的な役割がある

となくなってしまいます。その結果、まわりの人から見ると「あの人の考えていることがわからない」「何でも自分一人でやろうとしている」ということになってしまい、関係がぎくしゃくしてしまうこともあります。これは、「すべて自分が悪い」と考えて遠慮してしまうコミュニケーションが実際にどのような効果を生むのかということに本人も周囲も気づいていないために起こることです。

本人はまわりに迷惑をかけたくないと思っており、まわりは早く元気になってほしいと思っています。どちらも相手のためを思っているのに、これだけ関係がゆがんでしまうのは、ひとえに、病気についての知識が欠けているからなのです。「病気」を強調することがどれほど役に立つかをご理解いただけると思います（下図）。

対人関係療法で目指すこと

対人関係療法は決して「うつ病は対人関係が原因で起こる」と言っている治療法ではありません。うつ病の原因はいまだに明らかになっていませんし、そこにはさまざまな因子が複雑に絡み合っていると考えるのが今の医学的な常識です。つまり、遺伝的な因子（うつ病そのものが遺伝するというよりも、うつ病への「なりやすさ」が遺伝すると考えられますが）、幼少期の体験、家庭環境、パーソナリティ、そのときの社会状況、最近の個人的な状況など、いろいろなことが絡み合って「うつ病」という結果に至る、という考え方です。この「多元モデル」を対人関係療法でもとっています（次ページ下右図）。

どちらも相手のためを思っているのに、関係がゆがんでしまう

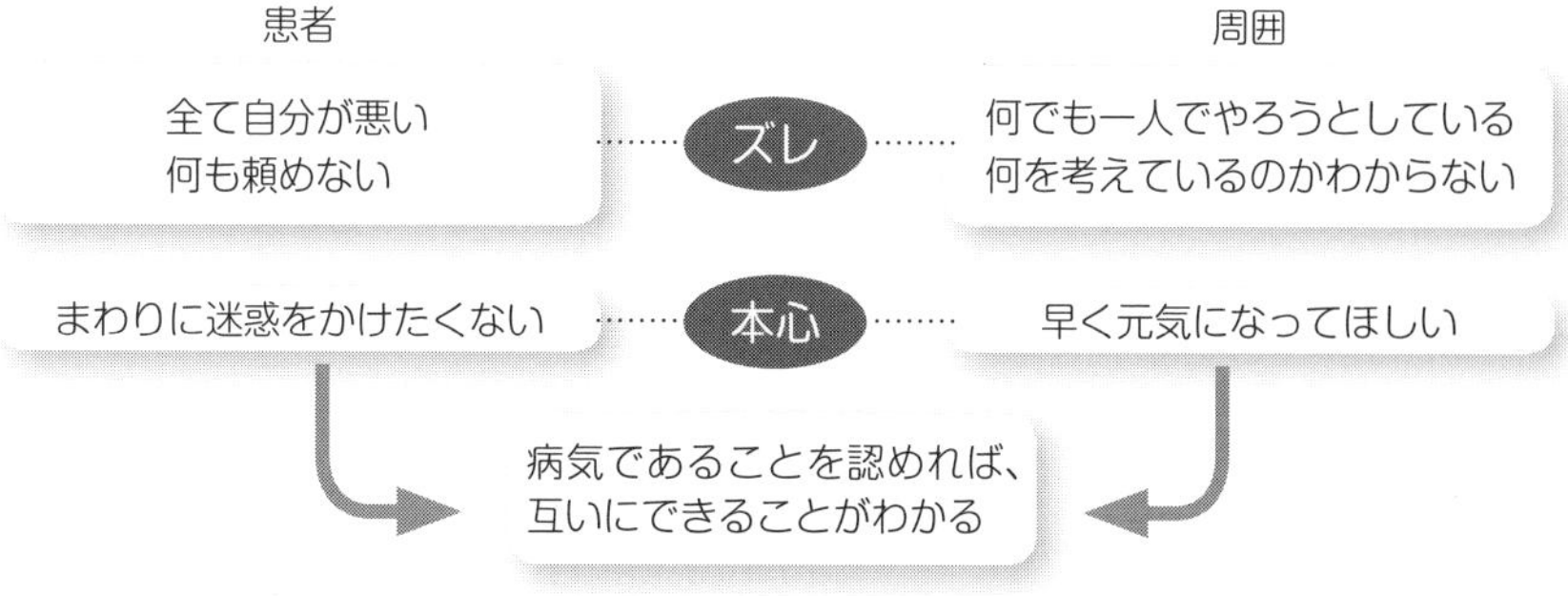
患者
周囲
全て自分が悪い
何も頼めない
ズレ
何でも一人でやろうとしている
何を考えているのかわからない
まわりに迷惑をかけたくない
本心
早く元気になってほしい
病気であることを認めれば、
互いにできることがわかる

ただ、人がどのようなことをきっかけにうつ病になるのか、その後の症状がどのように経過するのか、ということを見ていくと、そこには何らかの「対人関係的な文脈」があり、その後の経過も、周りの人たちとの関係に大きな影響を受ける、ということはすでにお話ししました。

対人関係療法で目指していくことは、症状と対人関係問題との関連を理解すること、そして、対人関係問題を解決できるようになることで症状も解決していくことです（下左図）。これが単なる気休めではないということは、さまざまな科学的なデータからすでに明らかになっており、うつ病に対して薬物療法に匹敵する効果があることがわかっています。

症状と対人関係が関連していることなど誰でもわかりそうなものではないか、と思われますか？　実はそうでもないのです。特に、うつ病になってしまうと、そのような考え方はできなくなってしまいます。なぜかと言うと、うつ病には「自分を責める」「何でも自分のせいだと思う」という症状があるからです。本当は配偶者との関係がストレスになって症状を悪化させているのに、「自分の我慢が足りない」というふうにしかとらえられない患者さんはとても多いものです。ですから、治療の第一歩は、その二つが関連していることを頭で理解してもらうことになります。症状が悪くなるときに何が起こっているか、ということの検証を繰り返していくのです。

典型的な対人関係療法の面接は、次のようにして始まります。

症状と対人関係問題との関連

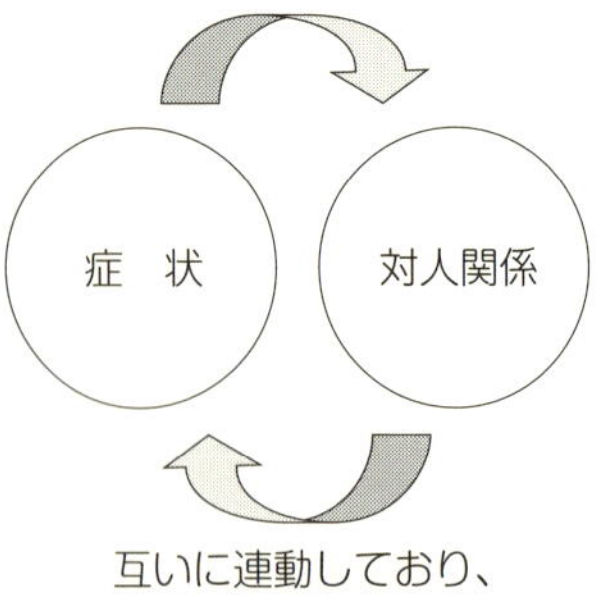
症　状
対人関係

互いに連動しており、
片方が改善すればもう片方もよくなる

うつ病発症の多元モデル

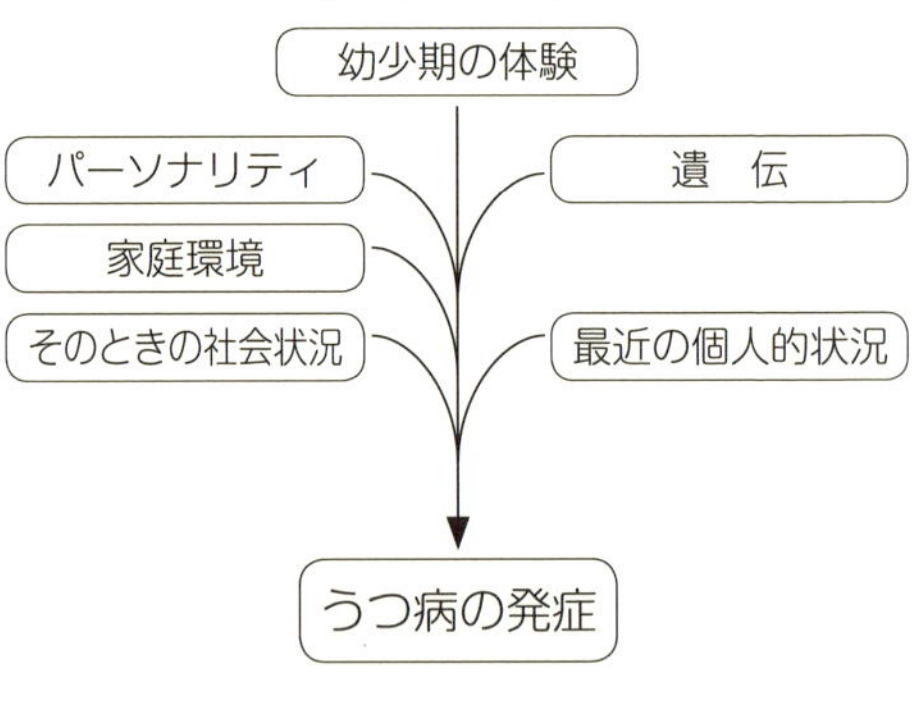
幼少期の体験
パーソナリティ
遺　伝
家庭環境
そのときの社会状況
最近の個人的状況
うつ病の発症

私：前回お会いしてからいかがですか？（この質問には、前回の面接から今回の面接までに起こった直近の過去の話をしましょう、というメッセージが込められています。対人関係療法は、基本的には直前の具体的なできごとを話し合いながら進められていきます）

ダイチさん：水曜日に家内とけんかをしました。

私：そうでしたか。どんなけんかだったのですか？

ダイチさん：行きたくない飲み会だったけれど、職場に迷惑ばかりかけているんで、行ったんですよ。で、家に帰ったら、家内に怒鳴られましてね。こっちもカッとして。

私：それは大変でしたね。その話はこのあとくわしくうかがいたいのですが、そういうことが水曜日にあって、その後調子はいかがなんでしょうか。

ダイチさん：いやあ、木曜日の朝は本当に会社に行きたくなくて、死ぬことばかり考えてましたね。生命保険がいくら入るかな、とか、それで子どもは大学に行けるんだろうか、とか。家族に迷惑をかけない方法ばかり。

ここでは、妻とけんかをしたという対人関係上のできごとと、「自殺をしたい」という気持ちや罪悪感という症状の悪化を関連づけています。

一方、次のように始まる面接もあります。

私：前回お会いしてからいかがですか？

カエデさん：本当に私は生きていく価値がない人間なんだなと、それればかり考えていました。（A）

私：いつごろから特にその気持ちが強くなったのでしょうか？

カエデさん：この頃主人の会社も大変で、ストレスも多いみたいなんです。でも、私は本当に主人の足を引っ張ってばかりで。（B）

私：そう思うようなことが具体的に何かありましたか？

カエデさん：……主人に体力をつけてもらおうと思って、火曜日の夜はすき焼きにしたんです。そうしたら、主人が、「今日は昼から胃の調子が悪いから肉なんて食べられない」って……。私、本当に常識がないっていうか……。ストレスのある人は胃の調子が悪くなることくらい、誰だって知っていることですよね。

カエデさんは、まず自分の症状を答えています（A）。私は、それに関連する対人関係上のできごとを拾おうとしています。カエデさんのように、まずは自分の結論だけを答えて（B）、その結論が導かれたできごとを答えようとしない人は少なくありません。自分を責めるきっかけになったできごとを話すのは誰にとっても気が進まないものですし、特にうつ病のときにはそうなのです。また、このできごとを話すと、夫がカエデさんの症状の悪化に関わっているということを認めることになります。うつ病になると、自分の問題の原因を他人が作っているということそのものを認めるのが難しくなるのです。

カエデさんとのやりとりからもわかるように、対人関係療法では、徹底して「具体的なできごと」「具体的なやりとり」を聞いていきます。なぜかというと、具体的な何かが明らかになれば、それについての気持ちも語ってもらうことができるからです。対人関係療法では、対人関係と症状の関連に注目して治療を進めていくので、具体的な対人関係上のやりとりに対してどう思ったか、ということを話してもらうことは治療の命になります。

うつ病の方は、どちらかというと一般論や概念論を話したがります。とても難しい学問的な話をしてくださる方もいます。カエデさんのように「自分は生きていく価値がない人間だ」などと、自分についての考えを話すことも得意です。でも、一般論や概念論を話していても病気はよくなりません。自分が実際に生活している環境に変化を起こしていくことが必要なのです。不安や絶望というううつ病の症状を考えれば、相手に向き合って何かを解決しようという気持ちになれないのは当然理解できますが、対人関係療法では、ハードルをできるだけ低くして変化を起こしていただき、それによって自信をつけていってもらいます。そのときの治療者の役割は、患者さんの味方であり、一緒に作戦を練っていく仲間ということになります。

認知行動療法との違い

うつ病に対して有効であることが科学的に検証されているもう一つの精神療法が認知行動療法です。認知行動療法については、たくさん本も出ていますのでそちらを参考にしていただきたいのですが、ここでは、対人関係療法との違いを説明しておきたいと思います。

まず、対人関係療法では、認知（ものごとのとらえ方）そのものに焦点をあてていろいろな角度から見てみる、という作業をしません。もちろん、人はうつ病である限り、ものごとのとらえ方がネガティブになっています。逆の言い方をすれば、ものごとのとらえ方がネガティブになっていない人は、うつ病と診断されることもないでしょう。
「病気」を強調し、「病者の役割」という考え方を採用する対人関係療法では、この「ネガティブなとらえ方」も、単にうつ病の症状の一つとして考えます。たとえば、次のようにです。
私：ご主人のご実家の法事の話はどうなりましたか？
スミレさん：やっぱり今の体調では行かれない、という話をしました。
私：ご主人は何とおっしゃいましたか？
スミレさん：じゃあ無理しなくていいよ、自分一人で行くから、と言ってくれました。
私：そうですか。いらっしゃるのは体力的に無理だと思うので、行かなくてすんだのはよかったと思いますが、そう言われてどう思いましたか？
スミレさん：私は本当にだめな嫁だなあと思いました。
私：なるほど。それで、ご主人にそう言ったんですか？
スミレさん：はい。「だめな嫁でごめんなさい」と言ったら、「実際できないんだからしかたないだろ」と言っていました。
私：そう言われてどう思いましたか？
スミレさん：主人に見捨てられるだろうな、と思いました……見捨てられないとしたら、主人の負担になるので、私は消えてしまったほうがいいかもしれません。
私：そう思って、ご主人には何か伝えられたのですか？
スミレさん：はい。「私がいるだけ迷惑ね」と言いました。

私：ご主人は何ておっしゃいましたか？

スミレさん：「どうしてそうやってネガティブな考え方しかできないんだ」とイライラしていました。

私：そうでしたか。そんなふうにネガティブにしか考えられない、というのも、うつ病の症状の一つですよね。そのこともご主人には理解しておいていただかないと、今回みたいなやりとりが続いてしまいそうですね。うつ病である間は、スミレさんはものごとをネガティブにとらえがちだということを頭に入れた上で、ご主人にも関わっていただくように考えましょうね。

スミレさんもそうでしたが、ネガティブなとらえ方しかできない自分を責めているうつ病患者さんはたくさんいます。そういう人に、「どうしてそういう考え方しかできないんだ⁉」と問いつめているご家族もたくさんいます。もちろん、どちらにも悪気はありません。ご家族は単に、「もっとポジティブに考えられれば楽になるのに」という善意から言っているに過ぎないのです。でも、自分の力では変えられないもの（病気の症状）について、「どうして？」という質問をすることは、本来本人の責任でないものについて本人を責めているということになってしまいます。対人関係療法では、身近な人とのずれを扱っていく中で、身近な人にも病気についての知識を持ってもらうというプロセスを踏みます。また、病気だけではなく、次章以降で述べるような対人関係療法の基本も一緒に体験してもらうので、治療の途中からは、当事者の方たちが治療の枠を超えてどんどん改善のための工夫をしてくださる、という現象が起こってきます。これはひいては、将来また別の病気になるという可能性を低くすることにもつながるのではないかと私は思っています。

もう一つ、認知行動療法と比べると、対人関係療法は、言葉は悪いですが、より「ルーズな」治療法です。認知行動療法は、面接のしかたもわりときちんと決まっていて、宿題もきちんと出されるのですが、対人関係療法では、決められた期間で一定の課題に取り組むということくらいしか決められていません。アメリカのＮＩＭＨ*で行われた大規模な治療試験からは、重度のうつ病に対しては対人関係療法のほうが効果的であるという結果が出ていますし、治療からの脱落率も対人関係療法のほうが低いのですが、もしかするとこういう「ルーズさ」もその一つの理由かもしれません。うつ病になると、症状として、気力に加えて集中力や思考力も落ちますので、認知行動療法のようなきちんとした治療を難しく感じる人もいるのかもしれないと思います。

「期間限定」治療である意味

対人関係療法は、「期間限定治療」です（下表）。短期治療の場合も、維持治療（うつ病の再発を予防するために二年ないし三年間にわたって行われるもの）の場合も、期間をあらかじめ決めて行うという特徴は変わりません。

うつ病に対する短期治療の回数は一二〜一六回ですから、患者さんによっては不思議がる人、不安を感じる人もいます。常識的にも、「回数を決めないで、よくなるまで続ければいいのに」と思われる方がいて当然だと思います。

実は、「期間限定」という特徴には、治療的な意味があります。

まずは、対人関係療法の「医学モデル」があります。対人関係療法は病気に対する「治療法」であ

対人関係療法は期間限定

短期治療	12〜16回
維持治療	月１回で２〜３年間

＊ National　Institute of Mental Health: 国立精神保健研究所

って、サポート体制ではないので、あくまでも病気の治療を中心に考えます。今までの臨床試験のデータから、うつ病はそのくらいの面接の回数で治るということがわかっています。たとえば、三か月間飲めば治ることがわかっている薬なら三か月間で終わりにしてよい、というのと同じことです。

そして、それ以上に意味があるのは、「安心」のために治療を続けることの弊害です。精神療法を長期にわたって続けると、それだけ「生活の一部」になっていきます。最初から一六回で完了する関係だとわかって関わるのと、自分が安心できるまでずっとそばにいてくれる人だと思って関わるのとでは、当然関係性が変わってきます。その問題の一つには「依存」があります。

対人関係療法では、本来、人には力があって、それが病気のために、あるいはやり方を知らないために発揮できていない、というふうに考えます。ですから治療の目的は、「病気を治すこと」と「やり方を教えること」になります。治療者がいなければ生きていけない人間を作ることが目的ではないのです。治療者との関係は、あくまでも実生活に変化を起こすための作戦基地です。十分な変化が起こったら、あるいは、自分で作戦が立てられるようになったら、共同の作戦基地は必要なくなるのです。

安心できる人間関係があることにはもちろんメリットがあります。でも、治療関係というのは決して自然な人間関係ではありません。そのような関係を長く持つことによって、本来だったら引き出されないほうがよい要素まで引き出されてきてしまうことがあります。治療関係は、自然な人間関係を自分の力で持てるようになるまでの、一時的な支えと考えるべき性質のものです。

なぜ対人関係療法なのか

私はすべての人が対人関係療法に向いていると思っているわけでもありませんし、すべての人が対人関係療法を受けるべきだと思っているわけでもありません。それぞれの病気、それぞれの人には、適したタイプの取り組み方があると思います。対人関係療法を通して最も伝えたいことは、「役に立つ治療法を選ぶこと」という考え方です。

対人関係療法では、「鑑別治療学」を大切にしています。治療者の専門に合わせて治療法を選ぶのではなく、患者さんの状態に合わせて治療法を選ぶ、という考え方です。こうやって文章にしてしまうと至極あたりまえのことなのですが、実際の臨床の場ではまだそのようになっていません。たまたまかかった治療者の専門性で治療が決まることが多いでしょう。また、「ちゃんと選んでいる」と思う患者さんもおられると思いますが、実際には選ぶための情報も十分には行き渡っていないのが現実ではないでしょうか。

対人関係療法がデータを大切にするのも、そういう情報提供を進めて、患者さんが本当に自分本位に治療法を選べる時代が来ることを望んでいる、というのが最大の動機です。ベストな治療法として対人関係療法を選んでもらうことよりも、患者さんが十分な情報を得て自分で納得できる治療法を選ぶことの方がはるかに重要なのです。治療法についての十分な情報を与え、向き不向きを一緒に考えていけば、患者さんは納得のいく治療法を選ぶことができるでしょう。

でも、「対人関係療法がピンとこない」とおっしゃる方の中には、だからこそ対人関係療法が向いているという方もいらっしゃるのは事実です。たとえば、次のヨモギさんです。

ヨモギさん：私の病気は自分の力不足でなったものにすぎなくて、対人関係とは関係ないと思うんですけど。

私：ご自分の力不足というと？

ヨモギさん：要領が悪いんだと思います。仕事をためこんでしまって。

私：なるほど。他の方は要領がいいんですか？

ヨモギさん：そうですね。

私：要領がいい人たちは、仕事をどんなふうにこなしているんですか？

ヨモギさん：……うまく人に頼んだり、適当に断ったりしているみたいです。もともとの能力も私より高いと思いますけど。

私：ヨモギさんは、人に頼んだり断ったりするのは難しいですか？

ヨモギさん：難しいですね。あまりやったことがないですね。

私：どうして難しいのだと思いますか？

ヨモギさん：……私、人から仕事を急に頼まれると、いやだなって思うんです。だから自分は人にそういう思いをさせないようにしようと思っています。

私：なるほど。すると、ヨモギさんは、人からの仕事は断らず、自分の仕事は頼まない、ということになりますから、どんどん仕事がたまって、病気になるのもあたりまえですよね。

ヨモギさん：……はあ。

私：この病気を治すためには、ときには断ったり頼んだりできるようになることが必要だと思いますが、相手にできるだけ不愉快な思いをさせないようにしてそれができるようになるための練習がこの治療だと思っていただければよいのです。

ヨモギさん：……はあ。そんなことが本当にできたらすごいと思いますけど。

ヨモギさんは結局、対人関係療法を受けることになりました。彼女の最初の抵抗は、対人関係療法という言葉から「対人関係に問題がある」と言われたように感じていたために起こっていたのだと思います。

それは至極もっともなことで、うつ病になるような人は、ほとんどが、対人関係に問題を起こさないようにと気をつかいながら生きてきているからです。対人関係に問題を起こさないようにした結果、対人ストレスがたまり、病気になったと言ってもよいでしょう。ですから、単に「対人関係療法」と言うだけではなく、そこでどういう作業をしていくのかを具体化することも必要です。

この時点で、「自分は対人関係には問題がない」と思っておられる方も、ぜひ全体をお読みいただいた上で考えていただければと思います。

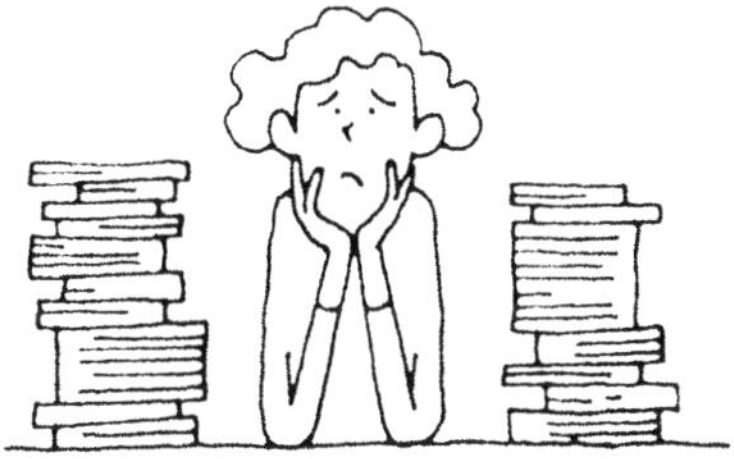

第4章　対人関係療法の考え方②——四つの問題領域

問題領域とは何か

対人関係療法はとても戦略的な治療法であることが特徴ですが、その戦略には、すでにご説明した「病気の強調」（医学モデル）と、「期間限定」も含まれます。

そして最も特徴的な戦略が、本章でお話しする「問題領域」となります。「問題領域」というのは、対人関係療法の中心として取り組んでいく領域のことを言います。

問題領域は四つありますが、簡単に言えば、「人がうつ病になる直前にどんなことが起こっているか」という調査から作られたものです（下表）。つまり、何かの理屈や仮説から作られたものではなく、実際にうつ病になった人の、その直前（たとえば半年間）の生活状況を見て、きっかけとなったできごとや対人関係上の問題を調べた結果をまとめたものなのです。

ですから、四つはそれぞれちぐはぐな感じもしますが、うつ病になる方のすべてをカバーする

4つの問題領域

悲哀	（重要な人の死を十分に悲しめていない）
役割をめぐる不一致	（重要な人との不一致）
役割の変化	（生活上の変化にうまく適応できていない）
対人関係の欠如	（上の3つの問題領域のいずれにもあてはまらない＝親しい関係がない）

ことになります。一人の人が三つくらいの問題領域にあてはまる、という場合もあるでしょう。そういう場合には三つの問題領域すべてに取り組むのかというと、そうではありません。短期治療では、せいぜい一つか二つの問題領域にしか取り組みません。そうしないと、「何にも集中して取り組んでいない」というような結果になってしまうからです。何かに集中して治療をしたほうが、治療は効率よく早く終わります。

「そんなに底の浅い治療でいいのか」という疑問が当然起こってくるでしょうが、うつ病の症状はとにかくつらいものです。一番つらいところを脱して（うつ病を治して）、それから他の問題に取り組んでも遅くないのではないでしょうか。また、研究データからも確認されていることですが、「パーソナリティに問題がある」複雑な症例だと思われていた人が、うつ病を短期治療で治したら驚くほど「ふつうの人」になっていて、追加治療など必要なかった、ということも少なくないのです。

親しい人との関係について振り返る

問題領域を選ぶ前に、まずは親しい人との関係をよく振り返っていきます。これは専門的には「対人関係質問項目」と呼ばれるものです。亡くなった人も含めて、自分の人生において重要な人たちとの関係をよく振り返ってみます。この振り返りをする際には、「親しさサークル」にまず名前を記入してみるのもよいでしょう。円を描き、その中心を「私」とします。そして、自分にとって重要だと思う順に名

親しさサークルの例

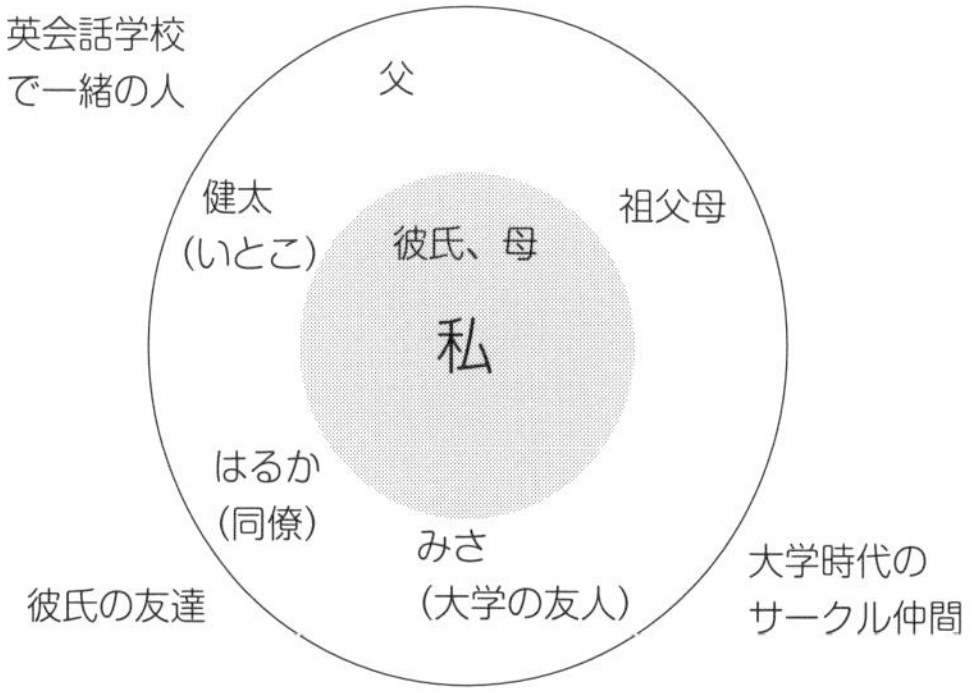
英会話学校
で一緒の人
父
健太
(いとこ)
祖父母
彼氏、母
私
はるか
(同僚)
みさ
(大学の友人)
大学時代の
サークル仲間
彼氏の友達

前を書き入れていくのです。親しさサークルに記入した例を示します（前ページ図）。
社会的な機能として最も望ましいのは、家族や親友といったとても親密な関係があり、次に、それほどは親しくないけれども満足できる友人や親戚などとの関係があり、さらに、仕事上の役割における人間関係があること、とされています（下図）。仕事上の役割というのは、社会的な立場における役割と言い換えてもよく、たとえば主婦の方であれば、主婦仲間との「義理」の要素が強い関係や、子どものＰＴＡ活動なども当てはまるでしょう。また、学生であれば、学生という立場に伴う教員との関係などもあるでしょう。職場に親友や恋人がいる場合もあるでしょうから、どこの「場」にいるか、ということよりも、関係性の強さ・親しさに注目したほうがわかりやすいと思います。

下図と、ご自分の「親しさサークル」を見比べてみてください。本来中心の方に位置しているべき人で、だいぶ外側に行ってしまっている人がいるでしょうか。そうであれば、一つの注目ポイントです。また、全体に数が少ないと感じるようでしたら、現在それだけ人と交流がないということでしょう。バランスが悪いと思うところにも注目してみるとよいと思います。

自分の生活の中で重要な人のリストができたら、一つひとつの関係をていねいに振り返っていきます（左ページ表）。この作業を、うつ病の方が治療者なしに進めるのは難しいと思います。なぜかというと、うつ病の方は罪悪感が強いので、「自分さえ努力すればよいのだ」と思い込んでいるからです。

あえて、「自分の責任」を棚《たな》上《あ》げするようなつもりで、自分の持っている人間関係を一つひとつて

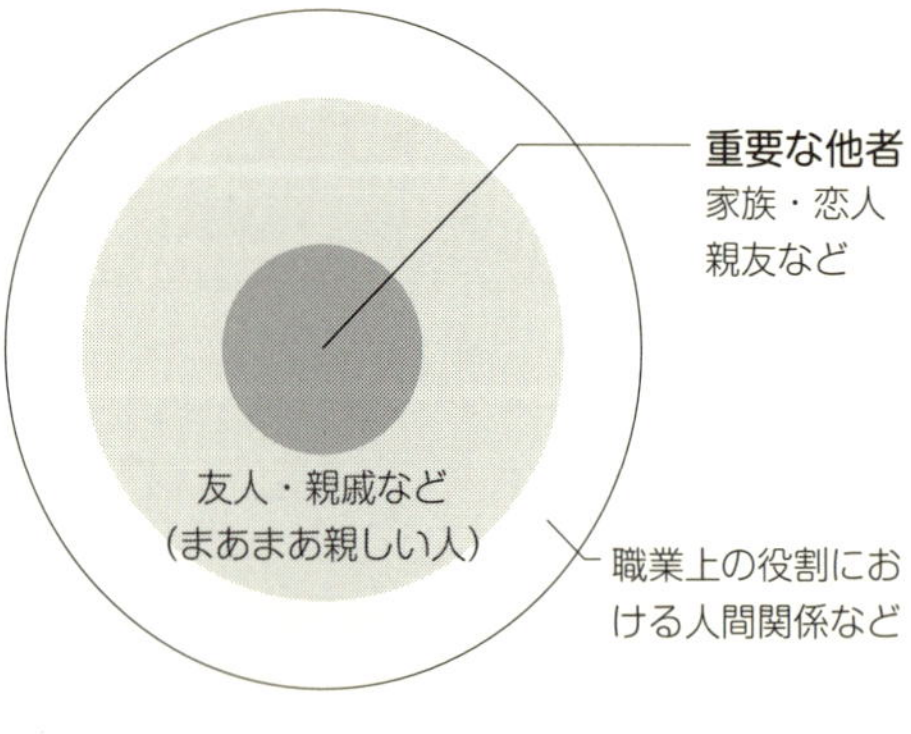
重要な他者
家族・恋人
親友など
友人・親戚など
（まあまあ親しい人）
職業上の役割における人間関係など

いねいに振り返ってみることができれば、ふだん気に留めていなかった問題点が浮かび上がってくることが多いものです。あるいは、「自分のせい」だと思うことを書き出してみて、もしも他人が自分にそういう悩みを打ち明けてきたらどう思うだろうか、ということを考えてみてもよいでしょう。「夫が遅く帰ってくる」という問題について、「それは自分が妻として魅力的でないからだ」「それくらい自分が我慢すべきことだ」というふうに書いたとします。誰か他の人から「夫が遅く帰ってくる」という悩みを打ち明けられたとしたら、「それはあなたが妻として魅力がないからよ」とか「それくらいあなたが我慢しなきゃ」と言うでしょうか？　そんなふうに振り返ってみるのも一つのやり方です。人には適用できるけれども自分だけは例外だ、と思うのであれば、そういう感じ方がうつ病の症状であることを認識しておきます（うつ病である限り「納得」することはありえませんが、知識として知っておくことは重要です）。

また、この振り返りをする際には、自分がうつ病になってから関係性がどのように変わってきたか、ということも視野に入れることが必要です。現在大変ぎくしゃくしている関係かもしれませんが、それがうつ病の「きっかけ」なのか「結果」なのか、ということを区別すると頭が整理されます。「確かに相手の態度がおかしくなったのは私がうつ病になってからだけれども、よくよく考えると前からその兆候はあったのかもしれない」というレベルであれば、とりあえず「結果」であると考えてよいでしょう。うつ病のときに「よくよく考える」と、だいたいのことがそんなふうに思えるからです。

重要な人との関係を１つひとつていねいに振り返ってみる

1．物理的なこと	• どのような頻度でどのような関わりを持っているか • 何かを一緒に楽しむことがあるか • どの程度の頻度で会話しているのか • 会話は一方通行になっていないか	これらの振り返りをする際には、うつ病になってからの変化にも注目する
2．精神的なこと	• お互いに何を期待しているか • それは満たされているのか • 相手との関係の満足な側面は何か • 満足できない側面は何か • 関係をどう変えたいか	

「重要な他者」

対人関係療法では、特に、「重要な他者」との現在の関係に焦点を当てていきます。「重要な他者」というのは、自分と関係が近く影響力のある人たちです（下表）。未成年者であれば親、既婚者であれば配偶者はまちがいなく「重要な他者」に含まれるでしょう。その他、恋人や親友なども「重要な他者」である場合が多いでしょう。「重要な他者」というのは、58ページの図の一番内側の部分にいる人たちであると言えます。

「重要な他者」などと難しい言い方をしないで「大切な人」と呼べばいいのに、と言われたこともありますが、あまり賛成できません。「大切な」には価値観が含まれてしまうからです。大嫌いな配偶者など、とても「大切な人」とは思えなくても、自分の情緒に与える影響は大きい「重要な他者」もいます。

「重要な他者」との親しい関係は、人間の心の健康を守るために大きな役割を果たしているものです。「重要な他者」との関係が損なわれるとうつ病などの病気が起こりますし、病気になると「重要な他者」との関係の質も変わります。

対人関係療法の四つの問題領域は、「重要な他者」との関係に注目したものであると言えるでしょう。対人関係療法で扱う四つの問題領域を「重要な他者」という観点からおおざっぱに言うと、次のようになります。

重要な他者とは？

→自分と関係が近く、影響力のある人たちのこと

＝

人間の心の健康を守るために大きな役割を果たしている

1 「重要な他者」が亡くなったまま、「親しさサークル」の再構築が行われていないことが病気につながっているとき（悲哀）

2 「重要な他者」との不一致が病気につながっているとき（役割をめぐる不一致）

3 「重要な他者」との関係性が変化するような生活上の変化が病気につながっているとき（役割の変化）

4 「重要な他者」との親しい関係がないことが病気につながっているとき（対人関係の欠如）

問題領域の選び方

問題領域は、うつ病が発症する直前（半年くらい）に何が起こっていたか、ということと、対人関係質問項目から見えてくる現在の人間関係の様子から決めます。

どのようにして問題領域を選ぶのか、という際に注意していただきたいのは、問題領域というのは、その人を解釈するためのものではなく、あくまでも「うつ病の発症に強い関係があって、治療の中で取り組んで変化させることができる領域」だということです（下図）。たとえば、長年対人関係の苦手意識を持っていたけれどもそれなりに機能してきた人が、最近の昇進を機にうつ病になったとし

問題領域はうつ病のきっかけから選ぶ

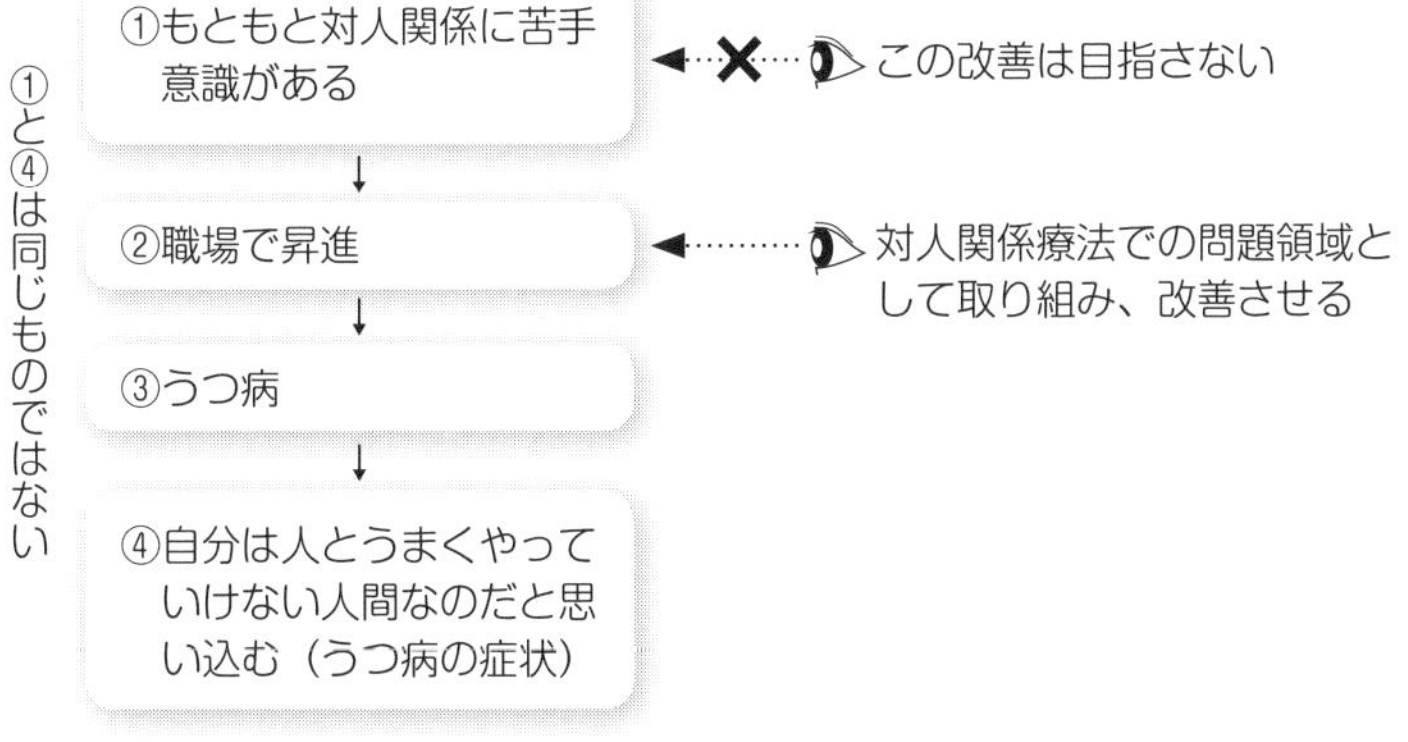
①もともと対人関係に苦手意識がある
この改善は目指さない
②職場で昇進
対人関係療法での問題領域として取り組み、改善させる
③うつ病
④自分は人とうまくやっていけない人間なのだと思い込む（うつ病の症状）
①と④は同じものではない

ます。そういうときには、「長年の対人関係の苦手意識」という特徴を頭に置きつつも、治療の中でそれに取り組むのではなく、「最近の昇進」という方に注目します。なぜかと言うと、その人はそれまでは「それなりに」は機能してきたわけであり、今回のうつ病は明らかに「最近の昇進」がきっかけになっているからです。

そんな考え方は表面的すぎる、という印象を持つ方もおられるかもしれませんが、臨床的にはとても役に立つものです。なぜかと言うと、うつ病になってしまうと、「自分は人生のスタートからまちがってしまった」「自分はもともと人とうまくやっていけない人間なのだ」というふうに、自分を不当に低く評価するようになってしまうからです。これはうつ病の症状なのです。そんなときに、「長年の対人関係の苦手意識」の方を中心にしてしまうと、患者さんは「やっぱり」と思ってしまうのです。それまで「それなりに」機能してきたという事実など、どこかに忘れ去られてしまいます。「最近の昇進」を中心にすると、治療で取り組むべき妥当な範囲がわかります。要は、現在のうつ病を治すためには、昇進前の状態に戻ればよいのです（実際にはそれよりも改善することが多いですが）。その上で、「長年の対人関係の苦手意識」にさらに取り組みたいと当人が感じるのであれば、そのときはまた別のタイプのケアを受ければよいでしょう。それは自助グループかもしれませんし、治療に限らないかもしれません。また、「長年の対人関係の苦手意識」は慢性のうつ病を反映したものである可能性もありますので、第9章も参考になさってください。

次章以降では、対人関係療法の戦略の中心である、四つの問題領域のそれぞれについてご紹介します。ご自分が、あるいは身近でうつ病になっておられる方はどれに該当するのだろうか、と考えながら読んでみてください。問題領域を選ぶ際には、次のような質問が役に立つでしょう。

□うつになった頃、どなたか大切な人が亡くなりましたか？
□どなたかの命日でしたか？
□亡くなった方のことを考えていましたか？

⇩大切な方を亡くしたことがうつに関連している可能性があります☞……第5章

□パートナーとの間にストレスがありましたか？
□お子さんとの間にストレスがありましたか？
□親御さんとの間にストレスがありましたか？
□ごきょうだいとの間にストレスがありましたか？
□ご姻戚（配偶者側の親戚）との間にストレスがありましたか？
□仕事でストレスがありましたか？
□友人との間にストレスがありましたか？
□家族や友だちとの間でいつもよりも議論が多かったですか？
□恋愛関係に失望していましたか？
□結婚生活に問題が起こり始めていましたか？

⇩重要な他者との不一致がうつに関連している可能性があります☞……第6章

□離婚や別れの最中でしたか？
□お子さんが家を出ましたか？

□新しい仕事を始めましたか？
□仕事を失いましたか？
□昇進しましたか？
□引退しましたか？
□転居しましたか？
□誰かが一緒に暮らすようになりましたか？
□経済的な問題がありましたか？
□一人暮らしを始めましたか？
□家族に深刻な病気の人がいましたか？
□病気になりましたか？
□新しい人に会わなければならないような状況になりましたか？
□あなたの生活に何か大きなチャンスがありましたか？

⇩生活上の変化がうつに関連している可能性があります☞……第7章

以上のいずれもあてはまらない方は、人間関係を作ることや維持することの難しさ、すなわち「対人関係の欠如」がうつにつながっている可能性があります。ほとんどのうつ病の方が「自分こそ、人間関係を作ることや維持することの難しさがうつにつながっている」と思われるでしょうが、それだけの理由で「対人関係の欠如」を選ぶということはしません。あくまでも、三つの問題領域のいずれも該当しないという場合にのみ選ぶものですので、現実にはほとんどないことです。

また、「対人関係の欠如」ではないかと思われる方は、実際にはご自分でも気づいていない慢性のうつ病（気分変調性障害）にかかっている可能性が高いです。長い間うつ病をわずらっていると、気力も自信もない状態が続く結果として、人づきあいを避けるようになるからです。それが結果として「対人関係の欠如」に見えることがあります。うつ病の問題領域を選ぶ際には、あくまでも「発症のきっかけ」に注目すべきであり、病気の「結果」ではありません。慢性のうつ病の場合には、「対人関係の欠如」を採用せずに、特別なやり方で問題領域を考えていきます（第9章参照）。

第5章　対人関係療法の考え方③——悲哀

悲哀のプロセス

大切な人を亡くした場合には誰もが悲哀*のプロセスを経験します（左ページ下右図）。それは「喪の仕事」「悲嘆」などとも呼ばれているものですが、亡くなった人との間に築いていた愛着が失われるわけですから、心が無反応でいることはあり得ません。心だけでなく、物理的にもいろいろな変化が同時に起こってきます。

これらは異常なことでも何でもなく、人間として極めて正常な反応ですし、治療を求める必要もありません。でも、この悲哀のプロセスが何らかの理由によって正常に進まないと、うつ病になることがあります。

＊対人関係療法の「悲哀」は、現実に死別によって相手を失うケースに関するものです。他にも、たとえば乳癌で乳房切除をする、失恋をするなど、いわゆる「喪失体験」はありますが、これらのものは第３の問題領域である「役割の変化」で扱います

悲哀のプロセスが阻まれるとき

悲哀そのものは人間として正常な、むしろ必要な反応であると言えるのですが、その悲哀のプロセスを阻《はば》むものがあります。それは主に感情的な因子です。さまざまな感情が足かせとなってしまい、存分に悲しむことができなくなってしまうのです。その感情は、罪悪感に関するものが多いようです。「死に至らしめたのは自分だ」というようなものから、「人生の最後のときの質を損ねたのは自分だ」「亡くなるとわかっていたら、全体的な関係をもっとよくしていたのに」というようなものまで、さまざまな罪悪感（後悔も含めて）があります。亡くなる前の苦しい介護の中で起こったことや、自分一人を残していったことについて、亡くなった相手に対する怒りを感じている（いた）というような場合にも、そんな自分に罪悪感を抱きます。また、「悲しみに直面したら自分は壊れてしまうのではないか」「また人と親しくなったら同じように失ってしまうのではないか」といった不安も大きな要素です。

何らかの理由によって喪のプロセスを進めることができないと、抑えつけられた悲しみが「うつ病」などの病気に形を変えてどこかの時点で現れるということになります。すぐに現れることもあれば、ずっと後になって、他の人が亡くなったときなど、直接の関係はないけれども何らかの形で重要な喪失を思い出させるようなできごとをきっかけにして現れることもあるのです。あるいは、通常であれば悲哀のプロセスが一段落する半年をこえても「悲しみが全く落ち着かず、日常生活を送れない」という形をとることもあります。

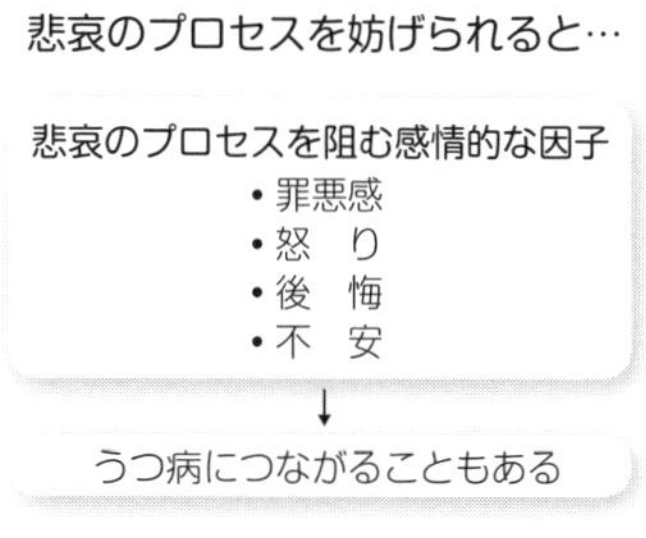
悲哀のプロセスを妨げられると…
悲哀のプロセスを阻む感情的な因子
• 罪悪感
• 怒　り
• 後　悔
• 不　安
うつ病につながることもある

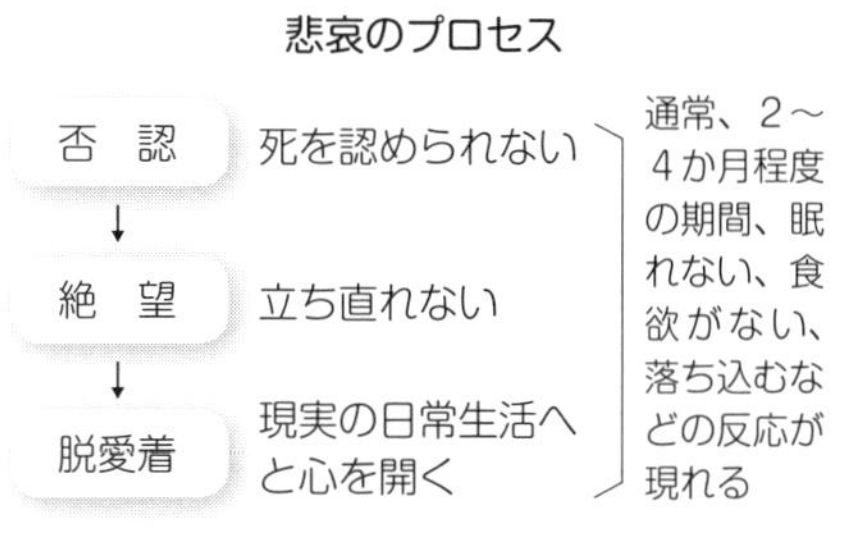
悲哀のプロセス
否　認
死を認められない
絶　望
立ち直れない
脱愛着
現実の日常生活へと心を開く
通常、２～４か月程度の期間、眠れない、食欲がない、落ち込むなどの反応が現れる

悲哀のプロセスのチェックリスト

自分のうつ病が「悲哀」によるものかどうかを知るためには、次のチェックリストが参考になると思います。

☐ **他の人に、亡くなった方の話をすることができますか？**

かなりの期間が経過したのに亡くなった方の話ができないという場合は、喪失そのものに向き合うことがまだ難しいということでしょう。あるいは（相手が親しい人であっても）亡くなったということくらいは伝えられても、それ以上深くは話せないという場合にも、注意が必要です。

☐ **亡くなった後に悲しみを感じたり、落ち込んだりしましたか？**

大切な人が亡くなった後に「正常な悲哀のプロセス」があったかどうかは重要な判断ポイントになります。気が張っていてそれどころではなかった、相手との複雑な関係のために悲しいという感情にはなれなかった、という場合には注意が必要です。

☐ **お葬式に行ったり、お墓に行くことができましたか？**

お葬式やお墓に行くことは、単に形式的なことに見えるかもしれませんが、実は重要なことです。お葬式に行けば、人前で、その方が亡くなったということを認めざるを得ません。

お墓に行くことも、死を認めることそのものです。これらのプロセスを踏まないと、悲哀が「否認」のまま止まってしまうことにもなりかねません。もちろんお墓そのものに意味があるわけではありませんので、散骨という形式をとられる方の場合には、散骨という行為が死を認めるということになります。

□ 亡くなった方と同じ病気になることが怖いですか？

命に関わるような病気であればどんなものでも怖いと感じるでしょうが、「特に」大切な人の死につながった病気に対してことさらに神経質になる、という場合には注意してみたほうがいいでしょう。たとえば大切な人が肺癌で亡くなった、というような場合に、ちょっとした咳が出ると反射的に「自分も肺癌なのではないか」と強く感じ、普通の人だったら受けに行かないような検査を受けにいく、というようなケースです。これはもちろんすべてが異常なことではありませんし、時には必要なことでもありますから、あくまでも一つのチェックポイントとして考えてください。

□ 亡くなった方の持ち物を同じ場所に残したままにしていますか？　亡くなった方の持ち物を処分しましたか？

亡くなった方が存在していたという痕跡《こんせき》を消すことは、つらくて重い作業です。また、慌ただしい生活の中では静かな時間を見つけながら、少しずつ行っていく必要もあるでしょう。最終的に処分するまでには少し時間がかかるかもしれません。それは異常なことではありません。でも、家は現実生活のための空間です。そこで生活する人を中心に、いろいろなものが配置されているべき場所です。人が亡くなったのに、あたかもその人が生きているかのように持ち物が配置されているというのは、喪失の「否認」であるとも言えるでしょう。

悲哀のプロセスそのものは、文字通り、悲しいものです。持ち物の整理は、悲哀のプロセスを象徴する一つの側面ですから、悲しいのは当然です。人を失ったことの悲しみという当然の感情を受け入れていくこと、そんな自分に優しくしていくことが、悲哀のプロセスを支えていきます。かつての地域社会であれば、それを手伝ってくれる人の数は多かったでしょうし、「形見《かたみ》分け」などの儀式もそういう生活の知恵だったのかもしれません。

□ その方が亡くなったときに、あなたには頼れる人がいましたか？　気持ちを打ち明けられる人がいましたか？

共に悲しんでくれる人の存在は重要です。悲しみすぎて自分が壊れてしまうかもしれない、今以上に傷ついてしまうかもしれない、という怖さがあるからです。かつて共同体の中に「喪」が位置づけられていたときには、共に悲しんでくれる人には不自由しなかったはずです。

また、共に悲しんでくれる人の存在は、別の意味でも重要です。それは、亡くなった人をバランスよく見るという視点を提供してくれるからです。「悲哀」のためにうつ病になっている人を見ると、多くの場合、亡くなった人を過度に理想視しているものです。そして、それほど理想的な人を失った自分の人生には何の価値も残されていない、と感じるのです。確かにその方はすばらしい人だったのだと思います。でも同時に、完璧な人間などいない、ということも事実です。どんな人にも長所と短所があって、どんな関係性にもプラスの面とマイナスの面があるのです。一人だけで悲しんでいると、マイナスの面が見えなくなります。亡くなった人について悪いことを考えるなんて、とんでもないことだと思われるからです。でも、悲哀のプロセスを通り抜けていくためには、相手に対してバランスのとれた見方ができるようになることが重要です。

それこそ、共同体での「喪」の中では、亡くなった人の困った点についてもみんなで話したものです。「いい人だったけれど、酒飲みだったね」という具合に、です。

マイナスの側面として思い出されるのは、亡くなった人の本来の性質だけではありません。病気で亡くなった人の場合には、看護や介護の日々があったはずです。亡くなった人が何かの病気の診断を受けてから、あるいは、何かの症状を発症してから、自分たちの関係がどのように変わってしまったのか、という点を振り返ることは特に重要です。

大切な人を亡くしたとき、一緒に悲しんでくれる人、頼りにできる人がいたかどうかはとても重要なポイントです。いなかったのであれば、それだけうつ病になるリスクも高くなるでしょう。そして、そんな人の治療においてやっていくことは、まさに、そのような「親しい人たち」がしてくれるはずだったことの代用となります。

✤　✤　✤

症例

カスミさんは、中学生の一人娘をクラブ活動中の事故によって失いました。カスミさんは、クラブ活動を許した自分を責め続け、自分が娘を殺したようなものだ、と苦しみました。娘を失ってもう四年になるのに、ずっと家に引きこもっていました。カスミさんの夫は多忙なビジネスマンで、娘が亡くなってすぐに仕事に戻り、娘についてはもう話したくないようでした。夫婦の間に会話はほとんどありませんでした。夫は夫で傷ついていたし、カスミさんは自分のせいで娘が亡くなったと思い込んでいたので、夫の対応を改善してもらいたいと考えたこともありませんでした。娘の同級生の親たちはカスミさんの様子をずっと心配していましたが、自分の子どもは元気にしているわけですから、カスミさんに電話をしたり訪ねたりすることを躊躇していました。また、娘の同級生たちもカスミさんのことを心配していましたが、自分が訪ねていくと娘を思い出させるのではないかと思って身動きがとれずにいました。

✤
✤
✤

カスミさんはうつ病でした。一人娘を突然の事故で失う、という苦しい体験をして、そんなときに何よりも大切なサポートを夫から得ることができなかったのです。また、共に悲しんでくれる可能性のあった娘の同級生やその親たちも、「娘を思い出させるのではないか」ということが怖くて、カスミさんを結果として孤立させたままにしていたわけです。

□ 亡くなったのは何らかの形で自分のせいだと感じましたか？　自分がやっておくべきだったこと、あるいはやるべきではなかったことがあったと思いますか？

死を取り巻く罪悪感は、悲哀のプロセスを妨げるトップ選手です。実際に、何かで自分を責めている人の話をよくよく聴くと、その時点では他に選択肢がなかった、あるいはそれが最善の選択だった、ということがほとんどです。カスミさんもその一人で、クラブ活動を許した自分を責めていましたが、普通の親であれば、娘がクラブ活動をしたいと言えば許可するのが、充実した学生生活を送らせるためには最善の選択であると言えるでしょう。その時点で事故を予期することなど誰にもできなかったのです。

□ 自分は同じように何人もの人を失ってきている、と思いますか？　親しい人を作るとまた同じように失うのではないかと思いますか？

何度も大切な人を亡くしている場合、あるいは同じような状況で人を亡くしている場合には、罪悪感や不安を刺激されます。「また人と親しくなっても、同じように失ってしまうのではないか」という気持ちが強く起こってくるでしょう。このような場合には、悲しむのも怖いということになり、「否認」のまま止まってしまうこともあります。

でも、よくよく振り返ってみれば、それぞれの死に至る経過はまったく異なっているはずです。また、「親しい人を作るとまた同じように失うのではないか」という不安には、罪悪感が関わっていることが多いものです。ですから、前項も参考にしてください。

複数の方を失うことは確かにつらいものですが、他の人には学べなかった何かを学んできているはずだ、という考え方をすることもできます。それは、他人の悲しみへの共感かもしれませんし、命の大切さを痛切に感じたということかもしれません。あるいは、身体的な存在を超えた何かを感じるようになったということかもしれません。それらを生かした今後の生活を考えていくことができるかもしれません。そういう意味では、第7章で扱う「役割の変化」も参考になるでしょう。

まず事実を追う

悲哀のプロセスが妨げられている方の場合、罪悪感や不安という圧倒的な感情のために先に進めなくなっているのですから、「気持ちを話してください」と単に言ってもあまり意味がありません。話せないのです。それよりも、実際に起こったできごとを順番に振り返っていくことの方が先です。どのようにして死を知ったのか。そのとき、どこにいたか。最後に交わした会話は何だったか。言うべきではないと思うのに言ってしまった言葉は何か。言いたかったのに言えなかったことは何か。知らせを聞いてどうしたのか。人からはどう言われたか。自分からはどう言ったか。お葬式はどうだったのか……。

いろいろな詳細があるでしょう。これらのできごとを一つひとつ思い出しながら、そのときに自分が感じたことを思い出していきます。

次に、亡くなった人の記憶も振り返っていきます。写真を見たりすれば必ず思い出すでしょう。写真を共通の知人と一緒に見て、いろいろな思い出話をすることもプラスになります。

これらの作業は、治療の場など、安全な環境で行う必要があります。悲哀のプロセスを前に進めるためには、安心感が絶対条件なのです。今まではその安心感がなかったために、プロセスを前に進めることができなかったのです。治療やカウンセリングの場で安全を感じられないようであれば（批判される、性急なアドバイスをされる、不快な評価を下されるなど）、治療者やカウンセラーを変えることを考えたほうがよいと思います。少なくとも、自分が感じた違和感を話してみて、誠実にとらえてくれる人かどうかを確認したほうがよいでしょう。

「人間としてあたりまえの気持ち」を知っておく

悲哀のプロセスを安全に進めていくために、知っておくべきことがあります。それは、大切な人を亡くすと、次のようなことを感じるのが「人間としてあたりまえ」だということです。

同じことが繰り返される怖れ　他の親しい人が同じように亡くなってしまうのではないか、また誰かと親しくなるとその人も亡くなってしまうのではないか、というような気持ちです。

死を防げなかった無力さについての気持ち　自分がもっと努力していれば、あるいはもっと早く気づいていれば死を防ぐことができたのではないか、という罪悪感や恥の気持ちです。

亡くなった人への怒り　自分を一人残していなくなってしまったことへの怒りや、自分の人生が振り回されたことについての怒りなどです。また、介護中に受けたひどい扱いについての怒りもあるでしょう。一般社会ではタブーであるかのように思われていますが、亡くなった人に対して怒りを感じるというのは、ごくごく自然な反応です。自分の怒りを認めて、感じてい

大切な人を亡くしたとき……

- 同じことが繰り返される怖れ
- 死を防げなかった無力さ
- 亡くなった人への怒り
- 生き残ったことへの罪悪感
- 亡くなった人と同一化したり、一体化することの怖れ

⇦ これらは人間としてあたりまえの気持ちであり、受け入れていくことで落ち着いていく

けば、やがて相手についてもっとポジティブな気持ちを抱けるようになります。これは生きている人が相手である場合と同じです。ネガティブな気持ちを押し殺してしまうと、相手との関係性もゆがんでくるのです（第6章参照）。

生き残ったことへの罪悪感　亡くなったのが相手であって自分ではなかったということ、自分にはまだこれからの人生があるけれども相手にはないということへの罪悪感です。この気持ちがあると、楽しむことに罪悪感を抱くようになります。

亡くなった人と同一化したり一体化したりすることへの怖れ　自分も相手と同じ病気になって死ぬのではないかと怖れたりする気持ちです。身体の不調が特に気になったり、相手が亡くなった病気を特に怖れたりします。自殺によって人を亡くしている場合は、自分も悩んで同じようになるのではないかと思ったりします。

以上はいずれも、人が亡くなったときに感じるあたりまえの感情です。これらの感情を一つも自覚していないという方、あるいは、これらの感情に気づいてはいるけれども自らを抑えているという方は、安全な環境で、それらの感情について話してみましょう。きちんとした対人関係療法でなくても、何かを押しつけず聞いてくれる温かいカウンセリングの場や、「死別」という同じテーマを持った人たちのサポートグループでもよいでしょう。感情を出していくと自分が壊れてしまうのではないか、と怖れている人は多いですが、実際には感情は感情にすぎず、安心できる他人に対して表現すればその分落ち着いていくというのが、一般的な原則です。

悲哀のプロセスに焦りは禁物

安全な環境で感情を表現し始めたからといって、すぐに悲哀のプロセスを抜けられるわけではありません。「重要な他者」の喪失というのは、人生の中でも大きなテーマであって、悲哀のプロセスにもそれだけ時間がかかります。

このために、「喪」という習慣が世界各地にあるのでしょう。人が亡くなって一定期間は悲しみに集中しようという生活の知恵なのだと思います。今は忌引こそあれ、数日経過すると何事もなかったように社会が（それもかなりのスピードで）動き始めますから、かつてのようにじっくりと喪を味わっている余裕がなくなりました。うつ病の予防のためには特に「喪」を意識する必要があるでしょう。物理的には職場に戻っているとしても、気持ちは三〜四ヶ月休業状態でいるくらいでいいかもしれません。

悲哀のプロセスは行きつ戻りつ進んでいくもので、ちょっと楽になったと思ったら、また同じような感情がぶり返してくる、ということを繰り返していくものです。そんな繰り返しの中でより深い感情が出てきたりしながら、少しずつ前進していくものです。悲哀のプロセスに焦りは禁物であり、自分をいたわりながら、それでも悲しむことを怖れずに、前に進んでいく必要があります。

そして現在を生き始める

悲哀のプロセスを進んでいくだけで自然と現在の日常生活の可能性に心が開かれることもあります。

たとえば、前出のカスミさんの場合は、夫との対話を始め、亡くなった娘の同級生との交流を再開することが、悲哀のプロセスを進めると同時に、現在の人間関係を充実させることにもなりました。また、彼女は、この悲しみは当事者にしかわからないという認識のもと、自分と同じように子どもを失った人たちの力になりたいと考えるようになり、カウンセラーの講座に通ったりボランティア活動を始めたりしました。これは、カスミさんが本来は社交的な人だったということも関係しているかもしれません。また、一人娘を失うということは感情的にとてもつらい体験でしたが、カスミさんには結果として自由な時間ができたという側面もありました。

一方、あまりにも長く悲哀のプロセスが停滞していた人や、もともと対人関係が苦手だった人の場合には、新たな活動を始めるにあたって特別なサポートが必要なこともあります。過去にどんなことが楽しめていたか、苦手なのはどういうことか、というところの振り返りから始める必要があるかもしれません（第8章参照）。

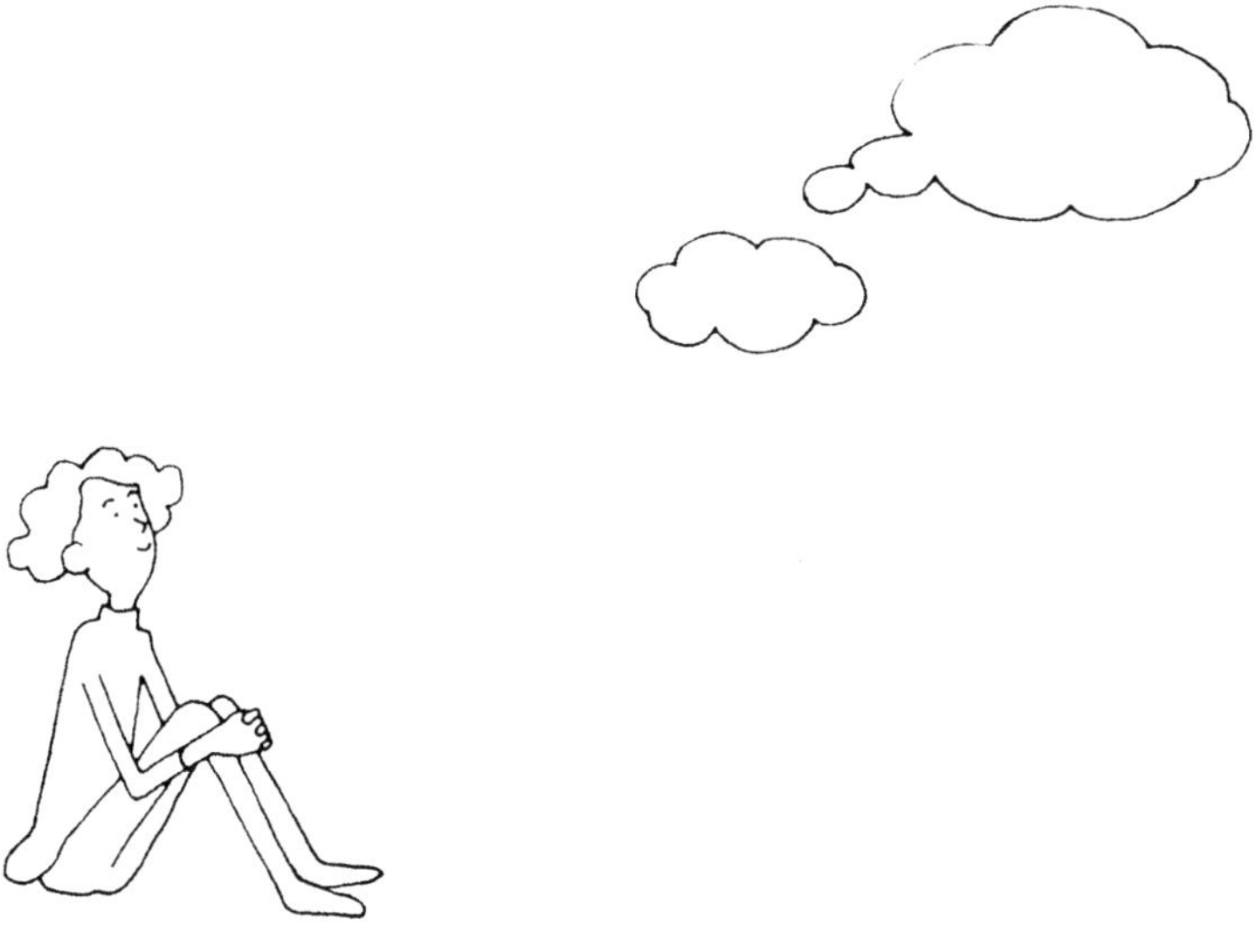

第6章　対人関係療法の考え方④——役割をめぐる不一致

「役割期待のずれ」とは

「あなたがストレスを感じることは何ですか」と尋ねると、対人関係について答える人がとても多いでしょう。でも、ただ「対人関係上のストレス」として認識しているだけでは、その相手がいる限り、あるいは自分が自分である限り、問題は永続するように感じてしまいます。実際には問題は解決可能だということを示してくれるのが対人関係療法で用いる「役割期待のずれ」という考え方です。

対人関係上のストレスとして感じられるものは、「役割期待のずれ」と言い換えることができます。人間関係を「役割」という観点から見るという習慣はあまりないと思いますので、少しご説明しましょう。

私たちは常に他人に何らかの役割を期待しているものです。たとえば、駅でちょっとすれ違っただけの人にも、私たちは「役割」を期待しています。どういう役割かというと、「関わりのない人」という役割を期待しているのです。ですからそのような人が近寄ってきてなれなれしく振る舞うと、不快な気持ちになるのです。それは、「関わりのない人」とは違う役割を相手が演じているからです。反対に、「親しい人」という役割を期待しているのによそよそしい態度を取られてしまうと、やはり不快な気持になるのです。

　このように考えてみると、人間関係において何らかの不快感を抱くのは、自分が期待した通りの役割を相手が果たしてくれないときだということがわかると思います。つまり、すべての対人関係上のストレスは、「役割期待のずれ」として考えることができます。

役割をめぐる不一致がどううつ病につながるか

「役割期待のずれ」は人間の組み合わせと同じ数だけあると言えます。ずれていることそのものが病的だというわけではありません。

　では、どういうときに対人関係療法における「役割をめぐる不一致」という問題領域として選ばれるかというと、それがうつ病の発症と持続において大きな役割を果たしているときです。ストレスフルなずれが自分の力では解決不能でえんえんと続くというような場合に、人はうつ病になることが多いのです。事態を改善しようと努力したけれども報われない、とい

役割期待のずれから不快感が生じる

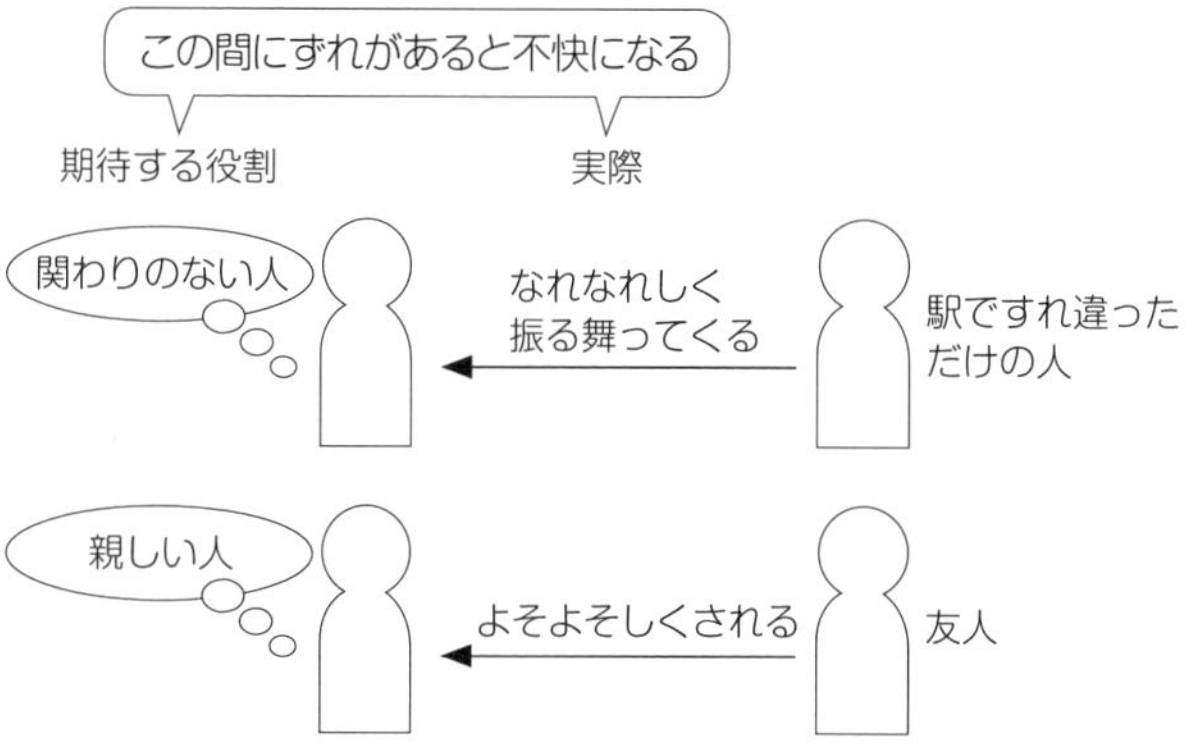
この間にずれがあると不快になる
期待する役割
実際
関わりのない人
なれなれしく
振る舞ってくる
駅ですれ違った
だけの人
親しい人
よそよそしくされる
友人

う経験を繰り返すと、その無力感はうつ病につながりやすいと言われています。* このときの無力感は、その特定の「ずれ」のみに関わるのではなく、人生全般にまで広がっているように感じられます。つまり、「私は人生をうまくやっていけない」というふうに感じるようになるのです。このような場合に、対人関係療法における「役割をめぐる不一致」という問題領域が選ばれます

「役割期待のずれ」がうつ病につながるほど深刻になるのは、ずれが大きすぎたり、コミュニケーションが貧弱だったりする場合です（下図）。

無力感が強いと、「どうせ解決できるわけがない」と思うので「ずれ」を解決しようという気持ちもなくなり、その結果として解決不能になります。その状況がさらに無力感を強める、という悪循環が成立します。

コミュニケーションについては後で詳述しますが、どのような期待をしても、コミュニケーションを通してそれを伝えなければ、相手がそれを知ることはできません。また、自分が期待していることが相手にとって妥当かどうかを知る手段もコミュニケーションです。ですから、コミュニケーションが貧弱だと、ちょっとしたずれが解決不能な「不一致」にふくれあがってしまうこともあるのです。

これらのパターンを見てみると、対人関係の問題を「役割期待のずれ」として見ることのメリットが理解できると思います。人間関係にストレスがある場合、それを相手の人間性のせいにしてしまうことは簡単です。「私が正しい。あの人が言っていることはまちがっている」と善悪で考えることも簡単です。でも、そういう姿勢では関係は改善しませんし、解決の糸口もなかなかつかめないでしょ

役割期待のずれがうつ病につながるとき

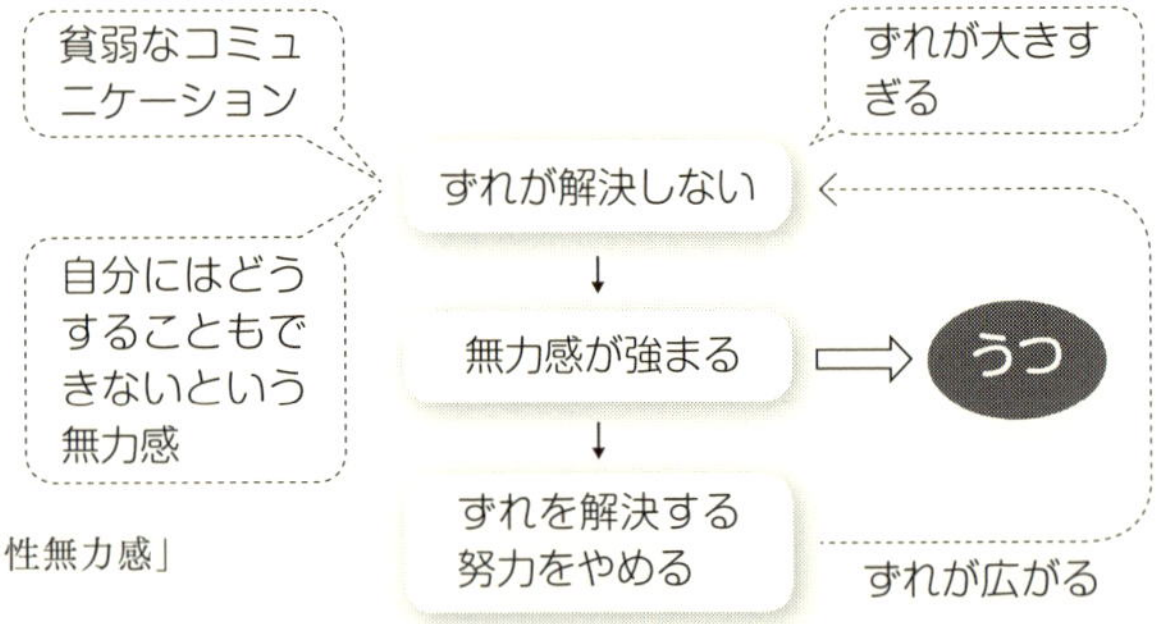
貧弱なコミュニケーション
ずれが大きすぎる
ずれが解決しない
自分にはどうすることもできないという無力感
無力感が強まる
うつ
ずれを解決する努力をやめる
ずれが広がる

＊専門的には「学習性無力感」と呼ばれています

う。単に、絶望につながってしまいます。

対人関係のストレスを「役割期待のずれ」として見ることができれば、期待そのものが妥当かどうかを検証し、それをどのように伝えているか、相手は理解しているのかと、コミュニケーションを検証することによって解決していくことができます（下図）。この過程で、相手が変わることもあるでしょうし、自分が変わることもあるでしょう。いずれにしても、問題が解決可能なものと考えられるようになり、解決の手がかりがつかめれば、無力感も改善されます。絶望と無力感の悪循環から抜け出すことができるのです。

ここで注目する必要があるのは、やはり罪悪感というテーマです。「不一致」が解決されないままになっているのは、もちろん「相手」という問題もあるのですが、それ以上に、本人の自尊心の低さや罪悪感が影響することが多いのです。相手にこうしてほしいと思っても、それを主張する価値が自分にはないと思ったり、主張した場合に起こるであろうことが怖かったりするのです。

うつ病の治療において「ずれ」に一歩一歩取り組んでいくためには、「相手」を視野に入れることが役立ちます。「相手を視野に入れる？　うつ病の人はいつでも人に迷惑をかけていると言っているし、むしろもっと自己中心的になる必要があるのではないか？」と思われるでしょうか。次のモミジさんの例を見ていただくと、どういう意味かをご理解いただけると思います。

対人関係のストレスを「役割期待のずれ」として見る

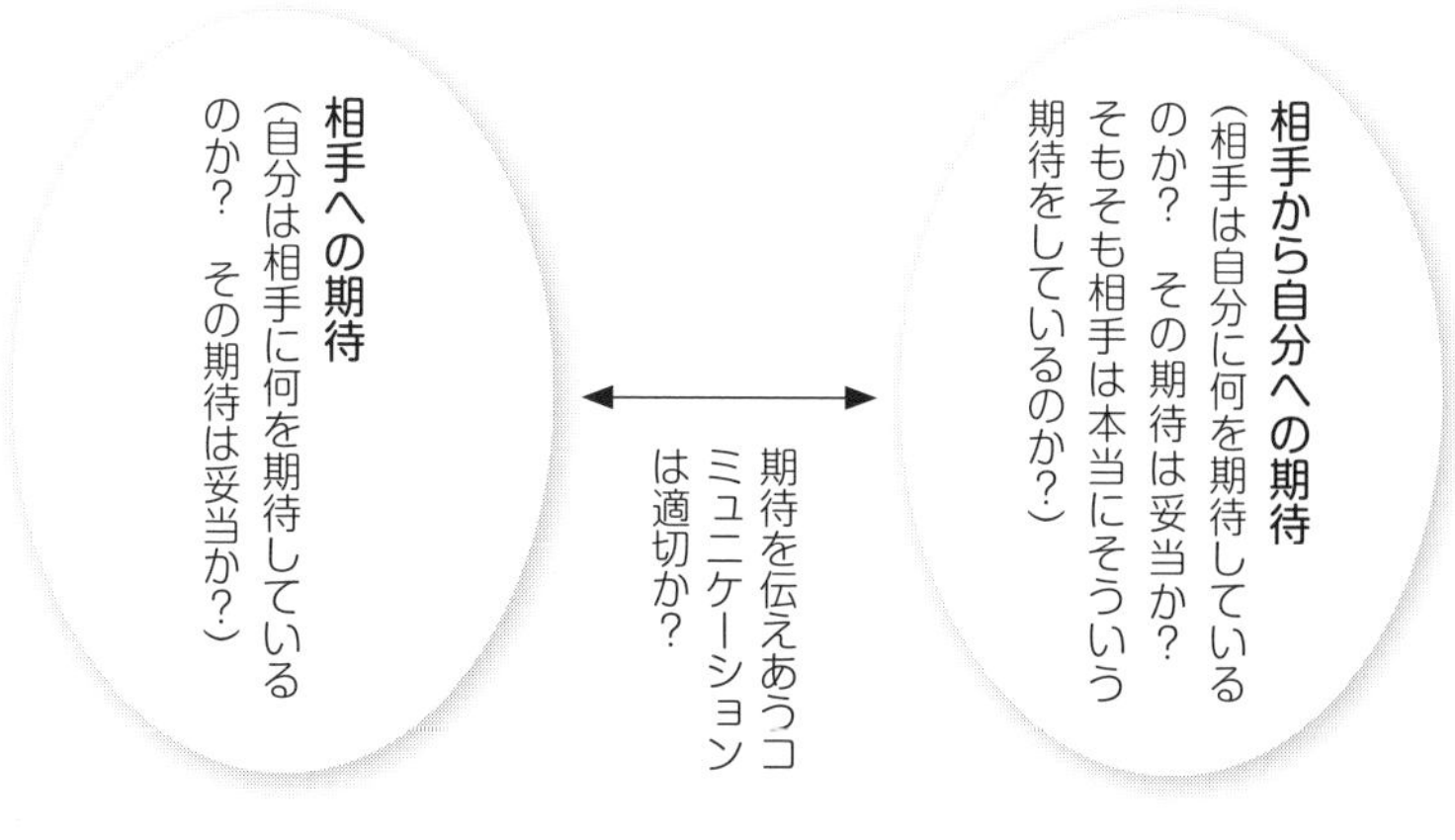
相手から自分への期待
（相手は自分に何を期待しているのか？　その期待は妥当か？　そもそも相手は本当にそういう期待をしているのか？）
期待を伝えあうコミュニケーションは適切か？
相手への期待
（自分は相手に何を期待しているのか？　その期待は妥当か？）

症例

モミジさんは、うつ病の回復期にアルバイトを始めました。まだ症状も少し残っていましたので、「無理のない範囲で」というのが最初からの条件でした。どのくらいの仕事なら「無理がない範囲」なのかを調べることを目的として、アルバイトに行ってもらったのです。

その職場は人間関係がギスギスしていて、モミジさんは初日から大きなストレスを感じました。また、初日だというのに仕事のしかたをちゃんと教えてくれる人がいませんでした。ふつうに見れば「従業員教育もできていない職場」という評価になるのでしょうが、うつ病であるモミジさんは「適応できない自分が悪い」と思いました。

数日間働いてみて、モミジさんは、このまま続けるとまたうつ病が悪くなりそうだと感じました。でも同時に、ここで仕事を続けられないと自分は決して社会復帰などできないのではないか、とも感じていました。

私は、モミジさんが「このまま続けるとまたうつ病が悪くなりそうだ」と感じられたことをほめ、今までの治療の中で力がついた証拠だと一緒に確認しました。そしていろいろな側面を話し合った結果、モミジさんは仕事をやめることに合意し、お母さんとも相談して、その理由を「田舎《いなか》の祖母が倒れたので、介護をしに行かなければならない」という無難《ぶなん》なものにしました。これはもちろん本当のことではありませんから、モミジさんは嘘をついた自分を責めていました。そんなときの面接での会話です。

私：モミジさんは、職場の人に何を伝えたかったのでしょうか？

モミジさん：……やめさせてください、ということです。
私：そのほかには？
モミジさん：私が急にやめて迷惑をかけることも謝りたいですけど……。でも、謝ってすむ問題でもないし……。
私：モミジさんは先ほど嘘をついたご自分を責めている、とおっしゃっていましたが、嘘をつかないで本当のことを言うとすると、「私はうつ病の回復期なのだけれども、この職場のストレスがきつすぎるので、迷惑をかけて申し訳ないけれどもやめます」という感じになりますか？
モミジさん：（少々びっくりしながら）……はい。
私：そんなことを言われたら、相手もちょっと困ってしまいますよね？
モミジさん：（弱々しく笑いながら）そうですね。
私：「うつ病の……」と聞けば、うつ病ってどんな病気なんだろう、とか、職場としてうつ病の人に何をしてあげるべきか、と考えるかもしれませんし、職場ストレスなんて聞いてしまったら、何かを改善しなければならないと感じますよね。
モミジさん：はい。
私：改善できることはするから、もうちょっとがんばろうよ、と引き留められるかもしれませんね。
モミジさん：……はい。
私：モミジさんはそういうことを求めているわけではないんですよね？
モミジさん：（笑いながら）はい。
私：モミジさんは仕事をやめたい。そして、できるだけ相手に迷惑をかけたくない。引き留められたくもない。ということですから、田舎のおばあちゃまが、という理由はけっこうぴったりなんじゃないですか？　職場には関係のなさそうな理由で、とにかくやめなければならないということがはっきり伝わるのですから。相手は単に、次の人を募集すればいいだけですよね。こういう考え方ってどうですか？

モミジさん：……今まで、相手のことなんて考えたことがなかったです。自分が嘘をついているかどうか、とか自分のことばっかりで……でも、そうやって相手のことを考えてみると、自分がそんなに悪いことをしているわけでもないかな、という気持ちになります。

✤　✤　✤

この種の「嘘」は治療の中でよく使う手ですが、もちろん距離のある人にしか用いません。モミジさんは、それまでの話し合いから、この仕事をやめることだけは迷いなく決めていましたので（うつ病の症状である罪悪感による迷いは最後までありましたが）、「とにかくやめる」ことを最優先したのです。相手に期待すること（自分をすっきりやめさせてほしい）が明確になれば、何を言うべきかで悩むことが少なくなります。後任の確保では手間をかけてしまうが、それ以上には困らないでほしい。

より親しい関係においても「役割期待のずれ」という見方をしてみると、「ずれ」は相手にとってもストレスであるということが認識できます。こちらが自己主張することは、相手にとって親切であるとすら考えられるのです。そうすれば、人間関係の不一致を単に「ストレス」としてとらえるのではなく、関係性の成熟のチャンスとして見ることができます。そのように罪悪感をコントロールしながら、「役割をめぐる不一致」の治療を進めていきます。

不一致の三段階――「交渉中」「行きづまり」「離別」

対人関係上の役割をめぐる不一致には、三つの段階があります。「交渉中」「行きづまり」「離別」です（下表）。

「交渉中」の例としては、口を開けばきまってけんかになり、お互いを傷つけ合ってしまうというようなケースがあげられるでしょう。「交渉中」の場合には、生産的な交渉のしかたを学んでもらいます。

「行きづまり」は、そのような交渉もやめてしまって行きづまっている状態を言います。家庭内別居のようなケースはもちろんこれに該当しますし、表面的にはあたりさわりなく振る舞っているけれども伝えたいことは何も伝えていない、というような場合もあります。「不一致」の中ではこの「行きづまり」が一番多いと思います。「行きづまり」の段階にある場合は、まず交渉を始めていただきます。もちろん行きづまっていることにはそれなりの理由がありますから（過去には交渉していたけれどもうまくいかなかった、交渉が怖いなど）、その理由をよく考えながら対応していきます。「過去には交渉していたけれどもうまくいかなかった」という場合には、やはり交渉のしかたの問題であると考えられますから、「交渉中」と同じようにそのやり方を学んで新たな習慣にしていただきます。

「行きづまり」の人が交渉を再開する際、それまで黙っていたところにやりとりが始まるわけですから、一見すると「争いが始まった」というふうに見えるかもしれません。

不一致の３つの段階――自分がどの段階にいるか、まず考えてみる

	状　態	解決法
交渉中	不一致を解決しようとしているが、やり方が効果的でないのでかえって事態が難しくなっている	生産的な交渉を学ぶ
行きづまり	交渉を止めてしまって行きづまっている	まず交渉を始める
離　別	別れるしかないが、何らかのサポートが必要な状態	「悲哀」や「役割の変化」を参照

悪い方向に進んでいるように見えると、躊躇《ちゅうちょ》してしまうでしょう。でも、実際には前向きな変化だということを知っておくことが重要です。なぜかと言うと、「行きづまり」は大きなストレスを引き起こす状況だからです。そして、「行きづまり」を解決するには、「交渉中」を通る必要があります。

その結果として、別れるという結論に達することもあるでしょう。でも、「行きづまり」からそのまま別れてしまうよりも、はるかに意味があります。なぜかというと、行きづまってしまっているということは、別れられない何らかの理由があるからです。簡単に別れられるものであれば、とっくに別れているでしょう。結婚しているカップルであれば、子どものことや経済的な不安があるかもしれません。あるいは、「自分はいつも人間関係に失敗する」という思いこみがあって、それを強化したくないためかもしれません。これらのことや自分の気持ちをきちんと検証してから先に進まないと、後悔したり自分を責めたりすることになってしまいます。

「離別」というのは、もうこの関係は別れるという方向しかない（どちらかが関係を終わりにしようとしている、修復不可能なほど関係が損なわれてしまっている、など）けれども、円満に別れるためには何らかのサポートが必要な状態を言います。「離別」の段階にある人は、第5章で扱った「悲哀」を参考にされるとよいと思います。また、「離別」は「役割の変化」の時期でもありますから、第7章で扱う「役割の変化」も参考になると思います。

「対人関係上のストレス」を感じるときに、自分のストレスが「不一致」のどの段階にあるのかをまずは考えてみることが役に立ちます。その上で、何をしたらよいのかを考えていきましょう。それだけでも、問題をだいぶ客観的に見ることができるでしょう。

自分の期待の検証法

「役割をめぐる不一致」を解決するための第一歩は、自分が相手に何を期待しているのかを理解することです。これは意外と簡単ではないかもしれません。私たちは人への期待という観点からものごとを考えることが少ないですし、特にうつ病になってしまうと、すべては自分が悪いというふうに感じるようになるため、人に何かを期待するなどということそのものが「おこがましい」と思いがちだからです。

自分の期待を見つけるポイントは、相手との間に感じたストレスです。ネガティブな感情（自分を責める気持ち、不安、イライラなど）が起こったとき、と言ってもよいでしょう。そういうときには、自分の期待が満たされていないと言えます。相手がどうしてくれたらもっと安心（満足）できたのだろうか、というふうに考えてみれば、相手に期待していることがわかると思います。

自分が相手に何を期待しているのかがわかったら、それらの期待が、相手にとって本当に実現可能なことなのかどうかを考えていきます。そして、相手に合わせて期待のレベルを調整します（下図）。

この作業をしないと、「期待に応えてくれない」イコール「自分のことを気にかけてくれない」という結論に陥ってしまいます。どれほど相手への思いがあっても、できないことはできないのです。そのあたりまえのことを検証しておかないと、期待が満たされないたびに、「自分のことを大切にしてくれない」「裏切られた」という思いが積もっていってしまいます。あるいは、「もうこの人には何を期待しても無駄」という反対側の極端に走ってしまいます。どちらも、とてもストレスのたまるパターンです。

自分の期待を検証する

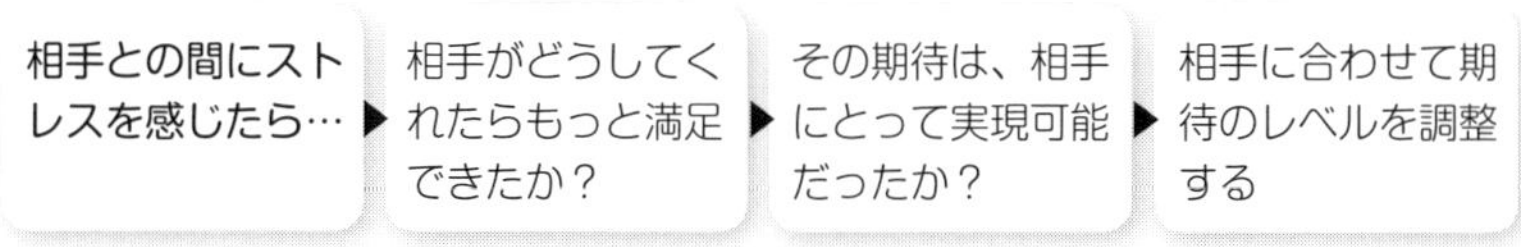
相手との間にストレスを感じたら…
相手がどうしてくれたらもっと満足できたか？
その期待は、相手にとって実現可能だったか？
相手に合わせて期待のレベルを調整する

症例

ツグミさんは、夫との関係に悩んでいます。ツグミさんは几帳面《きちょうめん》なのですが、夫はとにかくおおざっぱで万事に忘れっぽいのです。たとえば、ゴミ出しの担当なのに、しばしばゴミ出しを忘れます。頼んでおいた買い物も、忘れて帰ってきたりします。忘れたことを責めると夫は「ごめん、今度は絶対に忘れないよ」と謝るのですが、やはりまた忘れます。ツグミさんはイライラすると同時に、「そもそも夫は自分のことを大切に思っていないから忘れるのではないか」と思い、それ以上頼む気がなくなってしまうというのです。

ツグミさんとは、夫のタイプについて話し合いました。夫にも何度かツグミさんから質問してもらいました。そのやりとりの中でわかってきたことは、几帳面で一度言われればきちんと続けるツグミさんとは対照的に、夫はすぐに忘れるけれども、何度も「やって」と言われることには不快を感じないらしい、ということでした。ツグミさんは同じことを繰り返し言われると「そんなのわかっている」とストレスに感じるのですが、夫にはそういうことがないそうなのです。

ツグミさんには夫と話し合ってもらい、期待のレベルを「朝、ツグミさんに言われたらゴミを出す」「会社を出るときにツグミさんに電話をして、頼まれていた買い物を再確認する」というところに調整しました。ツグミさんがそれまでいちいち言わなかったのは、「言われなくてもやるべき」という考えもありましたが、同時に、「いちいち言われるのはいやだろう」という気持ちもあったのです。この点を夫と話し合ったところ、夫は「無言で圧力がかかるよりも言ってもらった方がずっとまし」とのことでした。

夫からもツグミさんに注文がありました。それは、「何を言ってくれてもかまわないけれども、責めるような言い方をしないでほしい」ということでした。「お願い」という形で言われる限り、自分は何もストレスを感じずにツグミさんの役に立ちたいと思う、ということでした。これはツグミさんも了解しました。最初は「私はそんなにひどい言い方をしていたのでしょうか」と自分を責めていましたが、「お願い」という形をとる限り夫は不快に感じない、という構造ができたことで最終的には安心したようでした。

この二人は、「朝、ツグミさんに言われたらゴミを出す」「会社を出るときにツグミさんに電話をして、頼まれていた買い物を再確認する」「ツグミさんは責めるような言い方をしない」というところで期待のレベルの調整に成功しましたが、それでも夫には難しいようでしたら、また調整をし直せばいいだけのことでしょう。自分が相手に期待していることは本当に相手にとって実現可能なことなのかを考えてみるという視点は役に立ちます。考えてわからなければ、ツグミさんのように相手に聞いてみればわかるでしょう。

期待のレベルを変えることは、一見するとストレスのように思えるでしょうが、実際には期待が満たされないたびに不要なストレスを積み重ねていくよりもずっと気分がよくなります。また、相手が「何を期待しても無駄」な人ではなく、適切な期待には応えてくれる人だということがわかり、信頼感も増すでしょう。期待のレベルを変えることが相手に対して失礼だと思う人もいるようですが、実際には逆なのです。

相手から期待されている役割を理解する

自分が相手に何らかの役割を期待しているのと同じように、相手も自分に何らかの役割を期待しているものです。相手が自分に何を期待しているのかを本当に理解していることは案外少ないものです。

✤ ✤ ✤

症例

タキさんは、うつ病のために家事が完璧にできないことで悩んでいました。「主人に申し訳ない」「主人は私と結婚したことを後悔していると思う」という言葉がよく出てきたので、夫が本当にそういうことを言ったのかと聞いてみると、特に具体的なことはないようでした。ではなぜタキさんがそこまで思いつめるのか、と聞いていくと、夫の母親が「完璧な主婦」だったため、自分もそれを求められていると思っていたのです。つまり、タキさんは夫から「完璧な主婦」という役割を期待されていると思っていたということになります。本当にそんな役割を夫が期待しているのかということを確認してみたらどうかと勧めても、そんなことは「完璧な主婦」のやることではない、と拒否しました。

タキさんの病状を心配して治療に同伴してきた夫に直接この件を確認してみたところ、夫は実家が「完璧」で窮屈《きゅうくつ》だったこと、そこから抜け出したくてタキさんと結婚したことがわかりました。「完璧でなくてもいい」のではなく、「完璧だと困る」と夫がはっきりと言ってくれたことで、タキさんはだいぶ楽になりました。

タキさんのケースでは、相手の期待を明らかにしてみるだけで事態が大きく前進し、「不一致」が解決することになりました。でも、もちろんそんなに簡単なケースばかりでもなく、相手の期待を明らかにしてみたけれどもとても自分には受け入れられないということもあります。そんなときには交渉をしていくことで相手からの期待を調整することもできます。また、配偶者が「自分は浮気するけれども、それをおおらかに受け入れてほしい」などという期待を確信犯的に持っている場合には、関係そのものを解消しなければならないこともあります。

つまり、相手の期待を明らかにすることは最初のステップにすぎず、それに応じてどうするかを決めるのはその次だということになります。ただ、絶対に言えることは、最初のステップがなければ、次もないということです。そういう意味では、相手が自分に何を期待しているのかは誤解がないように知っておく必要があります。

✤　✤　✤

「ずれ」を広げてしまうコミュニケーション

「役割期待のずれ」を埋めていく大きな手段がコミュニケーションです。どんな期待をしても、伝えなければ伝わりません。それぞれの期待を伝えるのもコミュニケーションですし、その期待が相手にとってどれだけ妥当なものであるかを検証するのもコミュニケーションです。

ところが、「役割をめぐる不一致」の状態にあるときには、むしろ「ずれ」を広げてしまうコミュニケーションをしがちなのです。「ずれ」を広げるコミュニケーションを次に挙げてみます。

言葉を使わないコミュニケーション

不満があるときに、自分の気持ちを言葉で伝えずに、ため息をついたりにらみつけたりする、というコミュニケーションをする人は少なくありません。特にうつ病になると、相手に直接向き合うことを「申し訳ない」「怖い」「意味がない」などと感じるので、ますますその傾向は強まります。言葉を使わないコミュニケーションの問題は、メッセージが正確に伝わらないことです。ため息をつかれたりにらみつけられたりしても、相手は何が問題となっているのかすらわからないかもしれませんし、自分がどういう改善を求められているのかはまずわからないでしょう。それでは「ずれ」は埋まりません。言葉を使わないコミュニケーションに頼ってばかりでは、自分の意見が正確に伝わらず、誤解を招くこともありますし、こちらが言葉を使おうとしなければ「ずれ」に向き合って話し合うこともできません。なお、暴力や自傷行為も「言葉を使わないコミュニケーション」の一つです。

間接的なコミュニケーション

言葉は使っていても、直接的な言い方をせずに、嫌みを言ったり、婉曲的な物言いをしたりしてしまうこともあります。言いにくいことを言う場合には、間接的な言い方をした方が「角が立たない」と感じる人は多いものですし、うつ病になるとますますその傾向は強まります。でも、言葉を使わないコミュニケーションの場合と同じで、間接的な言い方では、誤解を招くこともありますし、「ずれ」にきちんと向き合うこともできません。直接的な言い方であっても相手を不愉快にさせないコミュニケーションのしかたについては、106ページ「けんかにならない話し方」で扱います。

自分の言いたいことは伝わっているという思い込み

はっきりした言い方をしなくても、他人は自分の必要としているものや自分の気持ちがわかっているはずだと思い込む、というパターンです。超能力者でもない限り、言わなければ伝わりません。このような考え方でいると、「わかっているはずなのに、なんであんなことをするのだろう」などという不満がつのり、相手との「ずれ」は広がるばかりです。

このパターンは、「言葉を使わないコミュニケーション」「間接的なコミュニケーション」とセットで問題になることが多いです。つまり、曖昧なコミュニケーションしかしていないのに、相手はわかったはずだと思い込み、改善されない相手の態度を見て絶望を深める、という具合にです。

相手の言いたいことはわかっているという思い込み

相手のメッセージが不明確なのに確認しない、というパターンです。相手に批判されたように感じたときに、それを確認しないで「私はあの人に嫌われている」と思いこんでいくようなケースです。相手はそんなつもりではなかったということもありますから、一方的な思いこみによって「ずれ」は広がっていきます。

批判に聞こえる相手の言葉の真意を確認してみることは、価値があります。実際には批判でなかったということも多いですし、本当に批判だったとしても、曖昧な人格否定から、具体的な改善点へと焦点を絞っていくことができれば、それだけで治療的です。

沈黙

怒りや不快を表現せずに沈黙してしまうというパターンです。相手に直接怒りをぶつけるよりも沈黙したほうがまだましであると考えている人も多いと思いますが、沈黙というのはコミュニケーションの打ち切りであり、最も破壊的な対応であるとも言えます。「沈黙は金なり」の精神を持つ日本では、特に要注意です。

コミュニケーション分析とは

うつ病のときには、「ずれ」が広がるコミュニケーションをしてしまうことが多いものです。それを責めることはできません。なぜかと言うと、特にうつ病になると罪悪感が強くなるため、すべてを自分で引き受けようとする傾向がさらに強まるからです。自己主張が難しいということと、怒りの適切な表現が難しいということは、うつ病の大きな特徴でもあります。うつ病の人が適切な自己主張をしないのはむしろあたりまえのことなのです。

でも、「不一致」を解決してうつ病を治していくためには、一歩一歩取り組んでいく必要があります。まずは頭で「役割期待のずれ」を理解してもらい、そこでコミュニケーションが果たしている役割の大きさを認識するところから始めることが重要です。自分のコミュニケーションが事態を複雑にしているということに気づくことができたら、あとは簡単なところから変化を起こしていくことです。コミュニケーション・パターンを変えるのは、まずはハードルの低いところからでよいのです。成功体験をすると、自信がついて、だんだんとハードルの高いところに挑戦できるようになります。

コミュニケーション・パターンの改善のために用いる技法を「コミュニケーション分析」と呼んでいますが、実際のコミュニケーションに虫眼鏡をあてて見るようにしていきます。最近の会話やケンカで、かなり気持ちが揺れ動いたことや、ネガティブな気持ちのきっかけになったものを選び、一緒に検討するのです。ちょっとめんどうでも、一つひとつ、どちらが何を言ったのかを思い出していきます。実際の面接では治療者が誘導して聞いていきますが、自分で書いてみることで代用することもできます。これは徹底的にやることがポイントです。そうでないと、人間はどうしても思い出したくないところはとばしてしまうからです。「十分に話し合った」と思っていても、実際に具体的な会話の内容を確認してみるときちんと話し合えていないことも多いのです。

自分と相手との会話を、ト書きと解釈も含めたシナリオとして再現します。自分は何を言ったか、それに対して相手は何を言ったか、ということを思い出していきます。さらに、自分はそのときに本当は何を求めていたのか、自分の言い方で相手はそれを理解できたのだろうか、ということも考えてみます。また、相手はなぜそういう言い方をしたのか、ということも考えていきます。最後に、その会話の結果自分が達した結論、どのような気持ちになったか、本当はその会話を通して何を実現したかったのかも考えてみます。以下に、ヒバリさんの例をご紹介します。

✤　✤　✤

症例

　ヒバリさんは、息子が学校でいじめられたことをきっかけに、うつ病を発症しました。一見子どものいじめが問題であるように見えるケースですが、実は本質的なストレスだったのは夫の無理解でした。子どもには発達障害がありました。それについては、学校側も比較的よく理解してくれ、それなりの環境が整えられていました。ヒバリさんも学校側とよくコミュニケーションしながらがんばってきたのです。今回のいじめの件についても、学校は前向きに取り組んでくれていました。

　ところが、夫だけが違う対応をするのです。夫は「男なんだから自分でやり返さなきゃだめだ。母親のお前がそうやって過保護に育てるから、いじめられるような情けない子になったんだ」と言うのです。

　ヒバリさんは息子が発達障害と診断された直後は夫の理解を求めようと努力して話していましたが、夫は「そんなのは考えすぎだ」「障害なんてレッテルを貼るもんじゃない」と聞く耳を持ってくれませんでした。しかたなく、ヒバリさんは自分だけですべてを抱え込むことにしたのです。学校との連絡も、息子の治療も、すべてはヒバリさんが一人でやってきました。

　その無理も限界に来ていたのでしょう。「無理解な夫と一緒にやっていけない。でも、離婚しても、障害児を抱えて、手に職のない自分がやっていけるわけがない」という板挟みで身動きが取れなくなっていました。まさに、行きづまってしまったのです。そんな中でうつ病が発症してきました。

　ヒバリさんの「不一致」は、「行きづまり」の段階にありました。息子の障害を夫に理解してもらいたいというヒバリさんの期待は、かつては語られていましたが、夫が聞く耳を持たなかったために今では封印されていました。

ヒバリさんには、夫とのコミュニケーションを再開するところから始めてもらうことにしましたが、「また否定されるに決まっている」「もう何も期待したくない」と、最初はとても抵抗していました。そこで、ヒバリさん夫婦がどのようなコミュニケーションをしているのかを調べるために、コミュニケーション分析をしました。まずは、発症のきっかけになった夫の一言がどのような状況で出てきたのかを聞いてみました。

ヒバリさん：主人はいじめも私のせいだと言うんですよ。信じられない。

私：それは、どういう会話をしている中で出てきたのですか？

ヒバリさん：息子がいじめられた、という話をしたらそう言われたんです。

私：息子さんがいじめられた、と伝えたら、すぐにご主人がそうおっしゃったのですか？　いきなりですか？

ヒバリさん：……いいえ……。

私：まず、ヒバリさんはどういうふうにしてご主人にいじめのことを伝えられたのですか？

ヒバリさん：息子が帰ってきたら様子がおかしかったので、息子を連れて学校に行ったんです。それで先生方と話をしていたら、帰りが遅くなってしまって、家に帰ったら主人が不機嫌そうに夕食を待っていたんです。

私：なるほど。それで？

ヒバリさん：「どうしたんだ。腹がペコペコだ」って不機嫌そうに言うので、「それどころじゃないのよ。ソラがいじめにあったのよ」と言いました。自分の子どもがいじめられたっていうのに、自分の腹具合しか気にしていないんですよ〔⇧**相手の言いたいことはわかっているという思い込み**〕。

私：まあ、その時点ではご主人はまだ知らなかったんですよね。

ヒバリさん：それはそうですけど、いつもより遅いんだから何か異常なことがあったはずだって、思うべきじゃないですか〔⇧**自分の言いたいことは伝わったという思い込み**〕。

私：なるほど。それで、ご主人は何ておっしゃったんですか？

ヒバリさん：「どんないじめだ？」と聞くので、どっと疲れてしまって。

私：どんなふうに疲れたのかを説明していただけますか？

ヒバリさん：だって、主人が何もやってくれないから、私一人で学校の先生に掛け合って、事実関係を明らかにしてもらって、相手の親に謝罪してもらう、とか、全部やってきたんですよ。それで疲れて帰ったら、腹が減っているだ、どんないじめだ、なんて偉そうに。説明したって、どうせ何もやってくれないんだから、言うだけ無駄じゃないですか〔⇧**相手の言いたいことはわかっているという思い込み**〕。

私：それで、ヒバリさんは何て答えたんですか？

ヒバリさん：最初は黙っていました。本当に疲れていたし、主人に腹が立ったから〔⇧**沈黙**〕。

私：それで？

ヒバリさん：相手が黙っていたら自分が何か悪いことをしたって気づくべきなのに〔⇧**自分の言いたいことは伝わったという思い込み**〕、「黙っていたってわからないだろう」と怒るんですよ。それで、「どんないじめか知りたかったら学校に自分で行って聞けばいいでしょう」と言いました〔⇧**間接的なコミュニケーション**〕。主人が「何だその態度は」と言うので、「そっちこそ何よ、あなたがちゃんと関わらないからソラがこんな目にあったのよ」と言いました。

私：それでご主人は何とおっしゃったのですか？

ヒバリさん：「どういう意味だ」と聞いてきました。

私：それで？

ヒバリさん：……、「だから、あなたがちゃんと関わらないから、友だちづきあいもできない子になっちゃったのよ」と言いました。

私：そうしたら？

ヒバリさん：そこで主人が「男なんだから自分でやり返さなきゃだめだ。母親のお前がそうやって過保護に育てるから、いじめられるような情けない子になったんだ」と言ったんです。

私：なるほど、そこでおっしゃったわけですね。それでヒバリさんは何て言い返されたんですか？

ヒバリさん：何も話す気がなくなってしまったんです。この人には本当に何を言っても無駄だな、と思ってしまって。夕食のしたくをさっさとして、ため息をつきながらバンバンと音を立てて食器を並べてみたり〔⇧**言葉を使わないコミュニケーション**〕、息子に「おばあちゃんが生きていたらよかったね」と言ったりしたんですけど〔⇧**間接的なコミュニケーション**〕、主人は反省してくれなかったですね〔⇧**自分の言いたいことは伝わったという思い込み**〕。それから主人とはほとんど口をきいていないんです〔⇧**沈黙**〕。

私：なるほど。その結果として、ヒバリさんはご主人のことをどう思われているんですか？

ヒバリ：本当に父親として無責任で度量が狭いと思います。これから先、一緒にやっていくと思うと、本当にうんざりするんです。話しているだけで頭が痛くなってきます。

これだけのコミュニケーションの中に、あらゆる問題が凝縮されていることに気づかれたでしょう。でも、これはヒバリさんが特殊なのではなく、多くのうつ病患者さんのコミュニケーションに見られることなのです。

不一致を解決する必要性

ヒバリさんは夫に絶望しており、関係改善のために話すのもいやだと言っていましたが、二つの点を挙げて説得しました。それは、「うつ病を治すことは子どものために必要だ」ということと、「両親が口も聞かないような状況は、子どもにとってよくない」ということで、どちらもヒバリさんが最も気にかけている息子に関するテーマでした。うつ病の方は、「自分のために」と言っても聞いてくれないことが多いので、まずは大切な誰かのために、という言い方で治療の動機づけをすることがあります。

ヒバリさんは、うつ病の治療の必要性は認めましたが、夫との関係に取り組むということについては気が進まない様子でした。でも、二つ目の「両親が口も聞かないような状況は、子どもにとってよくない」ということもあわせて考えると、やはりこの治療を受けていこうと決意したそうです。

ヒバリさんの治療においては、最初から夫との和解を目指したわけではありません。あまり現実的ではありませんでしたが、離婚という選択肢も視野に入っていました。でも、仮に離婚するとしても、両親が断絶したような状態は子どもにとってよくないだろう、という点にヒバリさんが同意してくれたために治療を進めることができたのです。

いろいろな選択肢の中から最終的にどの方向に進んでいくのかということを決めるためには、詳しい調査が必要でした。この調査は、ヒバリさんに夫といろいろ話し合ってもらい、その中での気持ちを聞いたり、コミュニケーション分析をしたりすることによって進めていきました。対人関係療法では、特に「不一致」のテーマを扱う場合、「調査→決定→練習」という流れを重視します。じっくりと現状を調査してからでなければ何かを決めないようにします。決める際には、非現実的に見える選択肢も含めてじっくりと検討します。また、何かを決めたら、実行する際に想定される困難の準備をするためにも、練習（ロールプレイ）をします。

まずは低いハードルから

ヒバリさんは、夫とは話し合うのもうんざり、という状態でしたので、最初は息子についての難しい話ではなく、ヒバリさんのうつ病についての質問から始めることにしました。それも、私からの「伝言」という形をとってもらいました。コミュニケーションを再開する場合のハードルは低いに越したことがありません。また、相手にとっても答えやすいものにして、成功体験にできるように配慮します。

このときのやりとりをご紹介します。

✤　✤　✤

私：ご主人とコミュニケーションを始めていただきたいのですが、どういうところからなら話せそうでしょうか。

ヒバリさん：何も話したくないです。

私：今はそうでしょうね。息子さんの話から始めてしまうと、この前の二の舞いになりそうですね。

ヒバリさん：きっとそうなります。あの人はわかっていませんから。

私：私としては、まず知りたいことは、ご主人がヒバリさんの治療にどの程度協力してくださるのか、ということなのですが。

ヒバリさん：そんなこと言ったって、そもそも私がうつ病で病院にかかっていることも知らないんだと思いますよ。興味がないんですよ。

私：そうなんでしょうか？　ヒバリさんの具合が悪いことくらいはわかっているのではないでしょうか？

ヒバリさん：さあ。ずっと話していませんから。

私：治療を進める上で、たとえばご主人が時々は一緒に来てくださるのかとか、それが無理でも治療の課題に協力してくださるのかとか、そういうことは知っておきたいのですが、私がそう尋ねていた、と伝えていただくことはできませんか？

ヒバリさん：……まあ、先生がそうおっしゃっていた、ということならしかたないですね。

私：では、話し合いではなく、伝言という形で結構ですから、聞いてきていただけますか？

✤　✤　✤

ヒバリさんのように「伝言」という形でコミュニケーションを始める方は少なくありません。「伝言」の場合に抵抗が少ないのはなぜかと言うと、話し合いに入るかどうかの意思決定を保留にできるからだと思います。ヒバリさんも、「そもそも夫が悪いのに、なぜ自分から働きかけなければなければならないのか」というふうに思っていました。ですから、単なる伝言役になってもらったのです。

ヒバリさんは、面接の前夜にギリギリで夫の答えを聞いてきました。最初のうちは、このようにギリギリセーフという方がほとんどです。そして、ヒバリさんもそうだったのですが、成功体験を積み重ねていくと、だんだんと面接を終えた当日のうちに話し合いができるようになってきます。それは本人の意欲と安心が増す結果であると同時に、相手が「今日の面接はどうだった？」というふうに声をかけてくれることによっても促進されるものです。また、最初のころはかなり無理をしてやってきた、というような感じですが、途中からは「言えますか？」と聞くと「はい」と気軽に答えるようになるのが印象的です。

ヒバリさんの夫の答えは、「健康ではないということが明らかにわかる。子どもにとってもよくないことだし、治すために自分にできることがあったら協力したい。どうしても必要なことであれば、仕事を休んででも一緒に受診したい」というものでした。「また否定されるに決まっている」と思い込んでいたヒバリさんにとって、夫の反応は意外なものでした。そして、「主人の仕事が忙しいのはわかっているし、自営だから、あまり休まれるとうちも経済的に困ります。同伴してもらわなくても、できるだけ自分の力で話し合っていこうと思います」と言ったのです。夫とのコミュニケーションに希望が芽生えたのでしょう。

その後、ヒバリさんは少しずつ夫との話し合いを深めていきました。これは毎週の面接がよいタイミング作りになり、治療が終わるまでには、毎週の夫婦の話し合いが習慣になりました。その中でわかってきたことは、夫なりの懸念でした。それは、ヒバリさんが過保護に息子を抱え込んでいることが、ヒバリさんにとっても、息子にとってもよくないのではないか、というものでした。男の子だし、もっと父親の出番を増やす年齢だと夫は思っていたのです。息子の障害をなぜ否定するのか、ということについては、「障害がある子を産んでしまったということになると、ヒバリがますます責任を感じて過保護になるのではないかと心配」と、その理由を教えてくれました。

夫が障害を真正面から受け止めなかったことによってヒバリさんがかえって過保護になってしまったということを知ると、夫はようやく自分の戦略がまちがっていたことを認め、「もう中学生なんだから、男親が中心にならないと」と、息子の治療にも同伴するようになり、学校にもよく顔を出してくれるようになりました。

けんかにならない話し方

直接的な言い方が最も正確に伝わるのはわかるけれども、それでは角が立つのではないかと心配される方も多いでしょう。直接的な言い方をすると、本当に困ったことになるのでしょうか。

たとえば、ヒバリさんのコミュニケーション（99ページ）には、相手を怒らせる要素がいくつもあります。そして実際に夫は怒っています。一つひとつ見ていきましょう。

まず、「どんないじめだ？」と聞いた夫に対して、「どんないじめか知りたかったら、学校に自分で行って聞けばいいでしょう」と言って怒らせています。いじめについての説明を求めたのに不親切にされた夫が怒るのも無理はないのですが、ヒバリさんがなぜこんな不親切な対応をしたのかというと、夫に不満があったからです（つまり、間接的なコミュニケーションだったということです）。どういう不満かというと、「だって、主人が何もやってくれないから、私一人で学校の先生にかけあって、事実関係を明らかにしてもらって、相手の親に謝罪してもらうとか、全部やってきたんですよ。それで疲れて帰ったら、腹が減っているだの、どんないじめだ、なんて偉そうに。説明したって、どうせ何もやってくれないんだから、言うだけ無駄じゃないですか」というものなのです。また、「相手が黙っていたら自分が何か悪いことをしたって気づくべきなのに」という不満も重なりました。これらの気持ちをきちんと伝えずに、ただ不親切な態度をとったので、夫は怒ってしまったのです。

では、ヒバリさんが述べた不満の言葉をその通り伝えればよいのでしょうか？　それでも夫は怒ってしまいそうですね。なぜかと言うと、相手を怒らせる要素がやはりいくつか含まれているからです。傍点の部分に注目していただきたいのですが、それらは皆、夫に関する決めつけです。実際に夫が偉そうな気持ちで話したのかどうかもわからないし、本当に何もやってくれないのかどうかもわからないし、夫が異変に気づいていないのかどうかもわからないのです。それらは、本人にしかわからないことです。それなのに、ヒバリさんは自分で決めつけています。勝手に決めつけられた夫が腹を立てるのも当然です。

また、「あなたがちゃんと関わらないから、友だちづきあいもできない子になっちゃったのよ」という言葉も夫を怒らせて、「母親のお前がそうやって過保護に育てるから……」という決定的な一言を引き出しています。これも、夫についての決めつけになっており、それに対して夫はヒバリさんについての決めつけで応酬している、という構造です。これでは心が痛みます。

こういうコミュニケーションが「直接的」だというわけではないのです。相手についての決めつけは、「自分の気持ち」ではありませんし、「相手への期待」でもありません。

ヒバリさんの「自分の気持ち」と「相手への期待」を整理すれば、「ソラがいじめられたって聞いて、私一人で学校の先生に掛け合って、事実関係を明らかにしてもらって、相手の親に謝罪してもらう、とか、全部やってきて、本当に疲れたわ。それで帰ったら、腹が減っているって言われて、ますます疲れちゃったわ。あなたが聞きたいのなら、いじめについて説明してもいいんだけど、一緒に考えてくれる？　私、一人で抱え込むのに疲れちゃったわ。ソラのこれからも心配だし」ということになるでしょう。これなら夫はカチンとこないでしょう。まさに夫が言いたかったことでもあります。

今までの言い争いを振り返っていただければ、相手を怒らせたのはほとんどが相手について何かを言ったときだということに気づいていただけると思います。

ここでのポイントは、主語を「私」にして話すということです。「あなたはどうせ何もやってくれない」と決めつけるのではなく、「私は疲れている」「一緒に考えてほしい」という自分の話をするのです。

コミュニケーション・チェックリスト

最後に、効果的なコミュニケーションのためのチェックリストを挙げてみます。

□　よいタイミングを見つける

内容だけでなく、「いつ話すか」というタイミングも重要です。基本的には相手の役に立ちたいと思っている人でも、余裕がないときに何かを言われると、あまり相手の立場に立った対応ができないからです。重要なコミュニケーションをするときには、それがよいタイミングかどうかを考えます。いつがよいか、相手に直接聞いてみてもいいでしょう。

相手が忙しくてなかなかまとまった時間がとれないというときには、こちらの言いたいことをまず手紙やメールで伝えるというやり方もあります。

□　現在の問題について話す

相手と話しているうちにだんだんとヒートアップしてきて、過去の恨みつらみも混ざってきてしまうことがあります。でも、相手が取り組めるのは現在の問題だけです。過去に不適切なことをした人は、多くの場合、十分に恥じています。言葉にはしなくても、「まずいことをした」と思っているのです。そんな自分の「弱点」に触れられると冷静さを失っても不思議はありませんし、「どうせまたあの話になる」と思うとコミュニケーション全体を躊躇《ちゅうちょ》するようになってしまいます。

□　「火は小さいうちに消せ」

「不一致」が大きくなったり長く持続して行きづまったりしてしまうと専門的な治療すら必要になるわけですが、小さいうちなら自分たちの努力で十分挽回可能です。こじれないうちに話しておくという習慣をつけることには、限りないプラスがあります。

□　人間を、その行動と区別する

これは「役割期待のずれ」という見方をすることそのものだと言えますが、問題にするのは相手の行動であって、人格ではありません。人格攻撃をしないで事実について話すことが大切です。

□ **相手は何を期待しているのかを認識できるように話す**

相手の言いたいことを決めつけずに、相手が本当に期待していることは何なのかをていねいに調べていくことが必要です。93ページで述べましたが、相手の期待を正確に理解しない限り、その先の対応を決めることはできません。

□ **評論家にならない**

「けんかにならない話し方」のところで説明しました。「私の気持ちは……」と、自分を主語にして気持ちを話すことが大切です。

□ **「いつも」とか「全然」というような言葉を使うのを避ける**

「交渉」をこじらせてしまうのは、このような感情的な言葉であることが多いものです。「いつも」とか「全然」というのは、事実を話しているようでいて、実際には事実ではなく感情であるということに気づきましょう。「いつも」ではなく、「○○のときに」というふうに、問題にしている言動が起こった時期を特定しましょう。

話し合いの習慣の作り方

夫婦間の「不一致」などで、交渉ができるようになってきたら、ぜひそれを習慣として定着させましょう。ヒバリさん夫婦も、治療中にできた毎週の話し合いを、治療終了後も続けていくことになりました。これからいろいろと複雑になってくる息子についても話し合える場として活用できるでしょう。

一度ずれを埋めることができても、引き続き期待やコミュニケーションをチェックしていかないと、またずれが起こって広がってきてしまいます。そして、一度うまくいった後に事態が後戻りしてしまうと、「すべての努力が無駄だった」と絶望感を強めることにもなりかねません（もちろん実際には進歩が振り出しに戻るわけではないので、少々の努力で取り返すことはできます）。

一番のお勧めは、「毎週土曜日の九時は話し合い」というふうに決めることです。あるいは、「毎月第三金曜日は外食をしてゆっくり話す」というのもよいでしょう。話し合いの日時は、できるだけお互いにとって無理のないときにします。話し合いの目的はあくまでも内容にあって、相手のやる気を試すためではないからです。用事ができて話し合いの時間がとれなくなってしまったら、必ず別の日に振り替えます。そうしないと、何となく習慣が消えてしまい、「やはり相手は本気ではなかった」ということになりかねないからです。

話し終わってから「あれを言えばよかった」「どうしてあのときに言い返せなかったのだろう」と思う傾向の強い人にも、定期的な話し合いは役に立ちます。特に、うつ病になりやすい方は几帳面《きちょうめん》なので、後でよくよく考えて「あれを言えばよかった」「あれはやっぱり納得できない」ということが実際に出てくることも多いと思います。一度決着のついた話を蒸し返すのはなかなか勇気がいります。特にうつ病で罪悪感が強い場合には、とても難しいと思います。「いまさらその話か」と嫌がられるのが怖いからです。でも、毎週一回話し合いの場があれば、「先週の話をゆっくり考えてみたんだけどね」と自然に話すことができるでしょう。

第7章　対人関係療法の考え方⑤——役割の変化

「役割の変化」とは

　私たちにはいろいろな役割があります。家庭内での役割、職場での役割、社会的な役割、個人的な役割、年齢相応の役割など、いろいろな役割を持って生きています。人生においては、これらの役割が変化するときがあります。大きなポイントとしては、進学、就職、実家を出る、結婚、出産、異動、転居、転職、家族が病気になる、介護をしなければならなくなる、自分自身が深刻な病気の診断を受ける、退職…などがあります。何らかの犯罪の被害に遭《あ》うことも、役割の変化です。「犯罪とは無縁のふつうの人間」から、「犯罪被害者」「世の中は安全でないということを身をもって知ってしまった人間」という立場に変わってしまうからです。

　変化は、その内容が何であれ、人間にとってはストレスになり得るものです。人間は基本的に、新たな役割には不安を感じ、慣れ親しんだ古い役割に愛着を感じるものだからです。また、社会的に見て望ましい変化（たとえば昇進）であっても、本人にとっては仕事上の責任が増したり、それまでの同僚との気易い関係性を失ったりするなど、マイナスの要素もあんがいあるのです。「昇進うつ病」などというものがあるのも、決しておかしなことではありません。ＤＶ*の被害に遭《あ》っているのになかなかその環境を脱することができないのも、「役割の変化」を乗り越えることの困難さを物語っています。

変化にうまく適応できないことをきっかけにうつ病が発症した場合、対人関係療法では「役割の変化」という問題領域に焦点を当てて治療をしていきます。

「役割の変化」として認識することの意味

「役割の変化」の場合、「これは『役割の変化』なのだ」と認識することがすでに治療的な効果を持つところが特徴です。なぜかというと、「役割の変化」がきっかけとなってうつ病になっている場合、それは主観的には濃霧の中で遭難しているかのように感じられるからです。そんな状況では、もう自分は絶対に助からないだろう、と絶望的になるでしょう。そして、霧の中を進んできてしまった自分を責めることでしょう。

でも実際には、遭難しているわけではないのです。霧で見えなくなってはいますが、実は単に一つの地点から次の地点まで進んでいるだけであって、ちゃんと順路通りに歩いているのです。霧のためにそれが見えなくなっているだけなのです。その中で、どんどんパニックになって歩き回ってしまうと、本当に遭難してしまうかもしれません。ですから、まずは霧を晴らすことが必要です。その、目の前の霧を晴らす作業が、「変化としての位置づけ」ということになります。ですから、今起こって

＊ domestic violence: ドメスティック・バイオレンス

いることが「変化」であると認識すること自体が、大きな治療の一歩になります。

霧を晴らすためには、自分はどんな変化をしているところなのか、どういう地点（役割）からどういう地点（役割）に進もうとしているのか、進んでいくために必要な準備は何かあるか、ということを明らかにしていくことが必要です。そういうことがわかれば、霧はスッと晴れていきます。行き先がわかり、あとは進んでいくだけ、ということになるのです。

妊娠・出産することも「役割の変化」

たとえば出産関連の分野には「役割の変化」がたくさんあります。産後うつ病などは、「役割の変化」として考えることが適切である場合が多いものです。出産後には、赤ちゃんの世話というまったく慣れない仕事が始まり（第二子の場合は、赤ちゃんの世話そのものには経験があっても、すでにいる子との両立というまったく新しい体験をすることになります）、夫との関係性が変わり（夫が自分を「女性」として見なくなる、夫が赤ちゃんに嫉妬する、あるいは自分が赤ちゃんに嫉妬する、夫が家族との関わりを面倒くさがるようになる、など）、自分の自由時間がなくなり、仕事をやめた人の場合には社会的な立場がなくなり、周囲からのプレッシャーも増す（子育てについてあれこれ言ってくる人が出てくる）、など、さまざまな変化が起こります。また、「出産」は一般におめでたいこととして位置づけられているので、「ストレス」として理解してもらえるとも限りません。何か不満をこぼしても、「母親なんだから……」とお説教を喰らいかねないのです。

不妊はどうでしょうか。「なかなか子どもができない」というストレスも、「役割の変化」として見ることができます。たとえば、小さなころから「大きくなったらお母さんになって、野球チームができるくらい子どもを産みたい！」という夢を持っていた女性が、いざ結婚してみると不妊症だったという場合、それに適応することは難しいでしょう。特に今では不妊治療が発達していますので、「どこであきらめるか」という線引きが難しくなっています。役割が変化したのかどうかもわからない、という状況は、問題をより難しくします。

あるいは、キャリアウーマンで、三〇代前半までにキャリアを確立し、それから子育てを、と計画してきたのに、三〇代後半になってみると不妊症であることがわかった、というような場合にも、「努力して人生を自分の思った通りに達成し、仕事でも家庭でも豊かにすごす」という夢を、少なくとも自分の子どもを持つという観点からはあきらめなければならないことになります。これも「役割の変化」の範疇に入るテーマです。

もちろん、妊娠することも「役割の変化」です。それまで考えなくてよかったことをたくさん考えなければならなくなります。予期していなかった場合、特に望まない妊娠だった場合には、適応はより難しくなるでしょう。

妊娠・出産関連の「役割の変化」の例

	古い役割	新しい役割
出産	出産準備をする 夫とのそれなりに安定した関係 自分の時間がある 会社員	赤ちゃんの世話をする 夫との関係性の変化に対応する 自分の時間がない 無職（社会的な立場がない）
不妊	子どもを持つ予定でいる 努力すれば何でも達成できる	子どもを持たない人生を受け入れる 達成できないこともあると受け入れる
望まない妊娠	妊娠予定のない生活設計がある	妊娠に対応していろいろなことを考え、対処しなければならない
出産可能年齢の終わり	いつかは子どもを持つ可能性がある	自分の子どもを持つ可能性は永遠にない

自分の新たな役割を認識し、失ったものを認識すると、周囲に何を期待すべきかが見えてくる

妊娠関連のストレスは、何も現在そういう立場にいる人だけに起こるわけではありません。独身の女性であっても、出産可能年齢が終わるということは重大な「役割の変化」です。それまでは、「いつか子どもを持つ日が来るかもしれない」と思えていたものが、現実にあり得なくなるという事実に直面するからです。

こうやって見てくると、妊娠・出産関連だけでも多くの「役割の変化」があることがわかります。これらの問題を、単に「産後にはよくあること」「不妊のストレス」として片づけてしまうことはあまり効果的ではないでしょう。たとえば、産後の場合には、自分の新たな役割を認識し、失ったものを認識することによって、周囲に何を期待するかということも明らかになってきます。そうしなければ、パニックになる本人を前に、周囲もただパニックになるだけでしょう。皆が霧の中で遭難して右往左往するようなものです。

不妊についても、「子どもをたくさん育てることが当然だと思っていた役割」から、「子どものいない人生を受け入れる役割」への変化、というふうにとらえた方がずっと霧が晴れて感じられるでしょう。なぜかと言うと、そこには単なるあきらめ以上の前向きな意味があるからです。

自分に起こっていることを「役割の変化」としてとらえた上で何をしていくか、ということを以下に述べていきます。

変化にまつわる気持ちを扱う

変化の際には、いろいろな気持ちが起こります。大きなテーマとしては、「古い役割との別れに関する気持ち」「変化そのものについての気持ち」「新しい役割についての気持ち」があります。

古い役割との別れは、「悲哀」と同じような気持ちを引き起こすことがあります。悲しみ、罪悪感、怒りなどです。「悲哀」と同じく、それらの感情を否定せずにきちんと感じていくことが重要です。その際には、古い役割のよかったところと悪かったところを思い出していくと効果的です。人間は、変化に直面すると、その不安から、古い役割のよかったところだけに目が向きがちです。でも、古い役割にも、ネガティブな側面があったはずです。古い役割のよかったところと悪かったところをバランスよく見るためには、悪かったところを意識的に思い出すくらいでちょうどよいものです。

また、変化そのものについても、それが特に予期していなかったことである場合には、いろいろな気持ちが起こってきます。不本意な変化の場合には、「なぜ自分が？」という気持ちや、「今までまじめにやっていたのになぜ？」という気持ちも出てきます。

これらはすべて、「あたりまえの気持ち」です。でも、変化のときには、「そんな感情にひたっている暇はない」とか「新しい役割にとにかくなじまなければ」ということが優先されてしまい、古い役割や変化そのものについての「あたりまえの気持ち」が封印されてしまうことが多いの

変化に関連する気持ちはきちんと認めよう

	気持ち	扱い方
古い役割との別れについて	悲しみ 罪悪感 怒り	否定せずに感じ、あたりまえの気持ちとして認める よかったところ、悪かったところを思い出す
変化そのものについて	なぜ？	否定せずに感じ、あたりまえの気持ちとして認める
新しい役割について	不安	否定せずに感じ、あたりまえの気持ちとして認める 不安の正体を探り、どの程度不安を感じるのが妥当か検討してみる

⇩

すべてあたりまえの気持ち

です。こういう気持ちを封印してしまうと、新しい役割に入ることも難しくなります。「悲哀」で見たように、人間は、古い役割にきちんとお別れをしないと新しい役割に心を開けないものだからです。そのためにも、変化への適応を焦らないようにする必要があります。しばらくは難しい時期なのだという認識を持つことがとても大切です。結果として、その方が早く新しい役割に適応できるでしょう。

新しい役割への不安について

「変化に関連する気持ち」の中には、新しい役割に対する不安もあります。

新しい役割についての不安は、二段階で考えていくとよいでしょう。まずは、未知のものに対する不安は当然のことだ、と認めることです。不安という感情の持つ意味を考えてみるのです。人間の感情には、それぞれ意味があります。基本的には「自己防御能力」と考えてみるとわかりやすいです。たとえば、目隠しをして歩くときに感じる不安をイメージしてください。そこで不安を感じなければ、その先に崖があっても平気で歩いてしまって命を失ってしまうでしょう。でも、私たちは目隠しをして歩こうとすると不安で足がすくんでしまいます。そして、こわごわ、足下を確かめながら進んでいくのではないでしょうか。これが、不安の機能です。

ですから、新しい役割に入る際に不安を感じるのは「情けないこと」でも何でもなく、当然のことであり、むしろ必要なことだというくらいに考えてみた方がよいでしょう。このような考え方は決してマイナス思考ではなく、実用的です。なぜかと言うと、「役割の変化」で苦労している人たちを見ると、不安を感じる自分を責めてしまい、そのためにかえって前進できなくなってしまっていることが多いからです。「不安を感じる自分はだめだ」と思ったり、「こんなに不安が強いということは、自分には無理なことに違いない」と思ったりしてしまうのです。不安を感じることはむしろ必要なくらいだ、と思えれば、一歩前に進めるでしょう。

その上で、不安の正体をもう少し探ってみます。この先に待ち受けていることをもっとよく調べて、どの程度不安を感じるのが妥当なのかを検討するのです。何もわかっていないのに極度の不安を感じている、ということは少なくありません。新しい役割について、何が不安なのかを具体的に考え、それらが本当に「必要とされていること」なのかどうかを考えてみることが大切です。ハードルは低くするに越したことがありません。すぐに必要なことと、いずれ必要になりそうなことは、分けて考えたほうが楽です。もちろん最初は「すぐに必要なこと」に集中します。

本当に「すぐに必要なこと」が絞れたら、どうすればそれができるのかを考えてみます。実は、人間は、たいていの状況に適応できるようになっているものです。自分にはできないことであっても、人の力を借りてやっていくこともできます。でも、不安にとりつかれてしまったり、何らかの思い込みに縛られてしまったりすると、本来持っている力を発揮することができなくなってしまいます。うつ病の患者さんの場合、その思いこみは、特に、人の力を借りるということに関連していることが多いものです。

✤　✤　✤

症例

ツバメさんは、東京の大学を卒業するとともに実家のある地方都市に戻ってベンチャー企業に就職しました。その会社は、有能なビジネスパーソンが集まって作った新しい会社で、新入社員として募集されて就職するのは実はツバメさんが初めてでした。ツバメさんよりも社会経験がずっと豊富でやる気のある先輩社員たちに囲まれて、就職してからのツバメさんは本当に真剣に働いていましたが、夏ごろから身体が重くなり、仕事に行けない状態になってしまいました。

ツバメさんの問題を、単なる「過労うつ病」として見ることもできるでしょう。そして、休養をして薬物療法をすれば、今回のうつ病のエピソードはそれなりに治るでしょう。でも、ツバメさんがこれからも社会人としてやっていくためには、この問題を「役割の変化」としてよく検討してみることがとても役に立ちました。

ツバメさんは、自分のうつ病は、「学生という気楽な立場しか知らなかった自分が、身のほど知らずに難しい会社に就職してしまったために起こった」ことだと思っていました。実際にツバメさんは有能でしたからそんなことはないのですが、うつ病の症状のために、ツバメさんは「就職先をまちがえた」「いや、自分はどこに行っても通用しないのだ」というふうに考えるようになってしまったのです。当然、将来に向けては絶望的になります。会社に戻っても迷惑をかけるだけだから退職したいと言い、でも自分は二度とまともな就職ができないだろうから退職したらすべてがおしまいだとも言いました。そして、こんなに無能な自分は死んでしまったほうがいいのではないか、と言うようになりました。

「役割の変化」として考えていくと、問題の本質はもっと違うところにありました。まず、ツバメさんは、自分の役割を「ベンチャー企業に初めて採用された新入社員だから期待をかけられている。期待に応えられるように、背伸びをしてでもがんばらなければならない」というふうに思い込んでいました。でも、社長や上司とじっくり話し合ってみると、彼らは「初めて採用した新入社員だから、今後の採用や社員教育の参考になるように、どこまでならできるのかを正直に教えてほしい。無理なことは無理と言ってほしい」という実験的な役割を求めていたのでした。つまり、ツバメさんは、自分が新たな役割で何を求められているのかを見誤っていたということになります。なぜもっと早く社長や上司とそういう話ができなかったのかということを振り返ってみましたが、それはツバメさんが自分の苦しさをまったく周囲に相談しなかったからでした。確かに入社時には「何でも相談して」と言われていましたが、ツバメさんは何かを相談するということは自らの無能を示すだけだと思っていました。

ツバメさんは、薬物療法と対人関係療法を併用し、休職期間の後に会社に戻ることになりました。社長や上司は喜んでくれて、「新人を放任しておくとがむしゃらに働いてしまってうつ病になるということが今回わかって参考になった。これからは月に一度は役員との食事会をして、困っていることを教えてほしい」と言ってくれました。ツバメさんは、新たな役割で求められていることが、「ベテラン社員に匹敵するほど優秀に働くこと」ではなく、「経験のない新人社員らしく、上司に相談しながら働くこと」であるということがわかり、かなり安心して復職することができました。

新しい役割の可能性を考える

ここでのポイントは、ものごとをいろいろな角度から見てみるということであり、それを信じる必要はありません。また、どうしてもプラスの可能性が見つけられないような変化もあるかもしれません。

対人関係療法はアフリカなどでも効果を示してきている治療法で、中には大量虐殺で家族や親戚をすべて失った、というような人もいます。そういう人に「新しい役割のよいところは」などと聞いても、とても考えられないでしょう。その場合、「それでも自分でコントロールできる領域はどこか」を考えてみるのです。アフリカだったら、「それでも毎晩寝る前のお祈りは続けられる」というふうになるかもしれません。少しでも自分のコントロール範囲内の「よりどころ」を見つければ、まったくの遭難状態からは脱することができるでしょう。日本であれば、たとえば、職場の異動で、どう見ても自分にはマイナスしか見つけられない、という場合には、「それでも少なくとも夜寝る前に読書する習慣は続けられる」とか、「子どもとの時間だけは大切にしよう」というふうになるでしょう。

親しい人たちとの関係に注目する

変化を乗り越えるときに大きな力となるのが親しい人たちです。親しい人たちに何でも話せる状況であれば、感情を封印することもなく表現できるでしょう。一般に「愚痴」と言われているものには、実は大きな意味があります。「役割の変化」の一つの課題である「変化に伴う感情を表現する」ということに相当するからです。

ところが、変化を機に、親しい人たちとの関係性が変わってしまうことが多いのです。変化が物理的な移動を伴うような場合、親しい人たちと別れてしまうことがあります。たとえば、結婚して夫の母親と同居するようになり辛く当たられる、という女性の場合であっても、すぐ近くの人と結婚したのであれば、実家の家族や以前からの親しい友人に愚痴をこぼすこともできますし、基本的にはもともとの自分の生活圏ですから行動の自由もあり、辛さの度合いは下がるでしょう。でも、九州の人が北海道の人と結婚した、というような場合には、実家や親しい人たちからも離れてしまいますし、新たに馴染まなければならない慣習も多く、ストレスを一手に引き受けてうつ病に至ることも考えられます。

また、物理的には離れなくても、自分に起こった変化を「恥ずかしい」と感じたり、「誰にもわかってもらえるわけがない」と感じたりすると、それまで気持ちを打ち明けていた相手にも何も言えなくなることがあります。あるいは、「負担をかけたくない」「心配をかけたくない」とか「同情されたくない」「干渉されたくない」と思ったりして、何も言わないということがあります。これは、自分に起こった「変化」が性的被害など「特別なこと」と感じられる場合にはさらにその傾向が強まります。

「重要な他者」もまた「役割の変化」を乗り越えている最中だということもあります。夫の転勤に伴って新しい土地に転居した場合、そのストレスを話そうにも、夫は夫で新たな職場になじむことで精一杯かもしれません。産後うつ病のときなども、夫は夫で「父親になる」という大きな「役割の変化」の中で余裕を失っていることもあります。そういうときにはじっくりと話を聞くことができずに「後戻りできないんだから、いつまでもグズグズ言っていないでなじむしかないだろう」と突き放したような対応をとってしまうこともあるのです。

役割の変化にうまく適応できていない人は、だいたい、親しい人たちに自分の気持ちを打ち明けることができていないという特徴があります。変化の前後で、親しい人たち（家族、親友、恋人）との関係がどのように変わったかに注目してみることは重要です。親しい人たちと物理的に離れてしまって関係が維持できない場合、その人たちの代わりになっている人がいるでしょうか。親しい関係が空洞化したままだと、「役割の変化」のハードルがますま

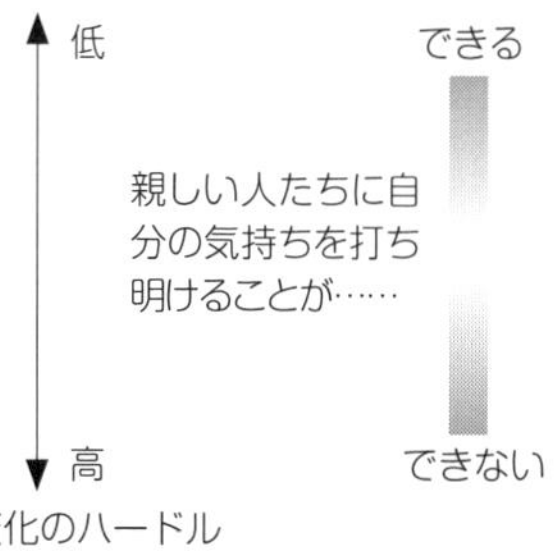

役割の変化のハードル

す高くなるでしょう（前ページ下図）。

ツバメさんは、東京の大学に行っていましたが、実家のある地方都市に戻っての就職でしたので、大学時代の友人たちとは離れればなれになってしまいました。地元の友だちは、高卒で就職したり結婚したりした人が多く、大学時代を東京で過ごしベンチャー企業に就職したツバメさんとは何となく距離感がありました。

ツバメさんのご両親は基本的に「いい親」として分類されるタイプでしたが、「社会人になったら親からは自立すべき」という信念を持っており、ツバメさんは実家に同居せずに一人暮らしをしていました。実家には時々寄りましたが、ツバメさんは「親からの自立」というのは精神的な自立も含まれると信じていたため、仕事上の愚痴も許されないように感じていました。実家ではあたりさわりのない話をしたり、お母さんの愚痴を聞いたりする程度しかできませんでした。また、ツバメさんのお父さんは地元の名士であったので、ツバメさんは自分が仕事で失敗すると父親の顔をつぶすとも思っていました。自分がどれほどだめな新入社員であるかという話を、ご両親にもできなかったのです。

「役割の変化」は「役割をめぐる不一致」をもたらす

「役割の変化」において、他の人とやりとりすることは大切です。「役割の変化」が起こるときには、二次的に「役割をめぐる不一致」が発生することも多いのです。特に、相手もまた「役割の変化」の最中だと、その傾向は顕著《けんちょ》になります。

身近な人たちから精神的に孤立していたツバメさんでしたが、治療の中でご両親の考えを聞くと、「社会人になったら親からは自立すべき」という信念も、あんがい正確でないものだということがわかりました。確かに一人暮らしを勧めたのはご両親でしたが、すでに大人になっているツバメさんにはプライバシーもあるだろうから実家では居心地が悪いだろうと考えていた程度でした。そしてもちろん、うつ病になってしまった娘のためには何でも協力しようという姿勢がありました。また、自分の顔がつぶれるなどということをお父さんはまったく気にしておらず、むしろ自分の人脈を使って少しでも娘のプラスになりたいと思っていました。職場復帰するころには、ご両親はツバメさんにとってかけがえのない支え手になっていました。

ここでは、ツバメさんとご両親との間に「役割をめぐる不一致」が起こっていたわけです。でも、ツバメさんは「役割の変化」として治療をしました。なぜかというと、ツバメさんが就職するまでは、ご両親との間に特に問題はなかったからです。ツバメさんが大きな「役割の変化」を迎えてうつ病になっていく中で、両親に頼れないという問題が明らかになってきただけなのです。ですから、このケースは、「役割をめぐる不一致」と考えるのではなく、「役割の変化」を支える人間関係の充実という観点から取り組むことにしました。やっていく内容は「不一致」のときと同じようなもので、それぞれの期待を明らかにしてコミュニケーションをとりながら調整していくという作業になるのですが、「変化」という大きな流れの中に位置づけながらやっていくためにわかりやすくなります。

✤
✤
✤

第8章　対人関係療法の考え方⑥——人間関係のパターン

実は出番の少ない「対人関係の欠如」

対人関係療法は、現在進行中の対人関係に注目していく治療法です。でも、中には現在進行中の重要な人間関係がない、という人もいます。そういう人で「悲哀」「役割をめぐる不一致」「役割の変化」の三つの領域がいずれもあてはまらない場合、専門的には「対人関係の欠如」と呼ばれるものを問題領域として選ぶことになります。これは、よりわかりやすく言えば、「人間関係を作ったり維持したりすることの難しさ」ということです。

ところが実際に「対人関係の欠如」の出番はほとんどないのです。なぜかと言うと、一見「対人関係の欠如」に見える人のほとんどが、実は慢性のうつ病（気分変調性障害）だからです。うつ病の経過が長くなると、重要な人間関係がないということも増えてきます。それは、うつ病の症状である気力の低下や自信のなさのために対人関係を避けるようになる「結果」として起こってくるものです。

ですから、うつ病の「結果」であって、発症の「きっかけ」ではないのです。慢性のうつ病においては、「対人関係の欠如」を問題領域として選ばず、特別なやり方で対応していきます（第9章参照）。

ほとんどの方がここまでの三つの問題領域のいずれかにあてはまるものであり、実際の治療でも「対人関係の欠如」という領域を焦点にすることはほとんどありません。

でも、新たな人間関係を作っていくというテーマは、「悲哀」や「役割の変化」のときにも重要になり得ます。また、「役割をめぐる不一致」の場合にも、特定の人との関係以外の人間関係を充実させることが解決に向けての選択肢の一つということもあるでしょう。

本章では、そんな観点から、「対人関係の欠如」の治療法を参考にしつつ、人間関係の作り方について考えてみます。

人間関係に「こうあるべき」は無用

人間関係は、うつ病のきっかけになるストレスも引き起こしますが、同時に、人の心をストレスから守る役割も果たします。今まで親しい人間関係を作るのが苦手だったり、維持するのが苦手だったりした方は、そこをよく検討していくことによって、現在のうつ病を治したり、これからうつ病になりにくい心を作っていくことができるでしょう。

現在親しい人間関係がないという方でも、今までの人生を振り返ってみると、ときにはうまくいったパターンがあると思います。すごく親しくなることはできなかったとしても、まだ楽につきあえた人間関係があったのではないでしょうか。なぜ楽につきあえたのか、そのパターンを考えてみると、よいヒントが得られると思います。

一般に、「単なるおしゃべり」よりも、何らかの役割を持った人間関係のほうが楽だという人は多いものです。つまり、単なる友人よりも、職場の同僚としてのほうが、枠が決まっている分つきあいやすいということが多いのです。どう振る舞うべきかということがある程度規定されてくるからでしょう。仕事でなくても趣味の集まりでもよいと思います。皆が何かの目的を持って集まっているようなところでは、何を話すべきかが比較的明確で、話題にもそれほど困らないからです。

人数というのも、案外重要なポイントです。大きなグループでつきあうよりも、一対一など少人数の方が落ち着いてつきあえるという人もいます。職場であっても、大勢の人がいる職場よりも、気心の知れた少人数の職場のほうが落ち着くという人がいます。一方、少人数だと自分を意識してしまってぎこちなくなるという人もいます。

人間関係には、「こうあるべき」という姿は特にありません。職場にしか人間関係がないという場合でも、そこで適度な感情表現や自己主張ができていれば、別に問題ではないのです。

念のため申し上げますが、これは、親しい人との間に「不一致」があるのに、それと向き合わないですませるために仕事に逃げるということとは違います。同居している人など、親しい人との間に「不一致」があるということは、思った以上のストレスになりますので、それはきちんと「不一致」として対応していくことが必要です。

新たなパターンを作っていく

成功パターンとともに、失敗パターンも整理しておきましょう。どんなふうになると人とのつきあいを続けることが難しくなるのかということは、客観的に認識しておく必要があります。

人間関係を作ったり維持したりすることが難しい方は、コミュニケーションの問題を抱えていることが多いものです。「『ずれ』を広げてしまうコミュニケーション」（93ページ）で挙げられたようなコミュニケーションを多用しているのではないかと思います。そして、「『ずれ』を広げてしまうコミュニケーション」の結果としてストレスを感じると、相手との関係そのものを断ってしまう、という方が多いのです。人間関係を作ったり維持したりすることが難しいという方は、一般に、自分のネガティブな気持ちを伝えるのが苦手で、そのような気持ちを伝えるくらいなら関係を断ってしまった方がよい、と考えがちです。その結果、安定した関係を作ったり維持したりすることができなくなってしまいます。本人は「怖がり」だからそのようにしているのですが、相手には「無礼」「不気味」という印象を与えてしまう、ということも少なくありません。

実際には、気持ちを伝えることで人間関係は改善され、確かなものになっていきます（下図）。素直なコミュニケーションをしたときにどれほど人間関係が深まるかということにはきっと驚かれると思います。106ページの「けんかにならない話し方」を参考にしていただけば、気持ちを打ち明けても人間関係が壊れるということはまずなくなります。仮に壊れてしまっても、それは相手との共同作業の結果であり、自分一人だけの責任ではありません。少しずつの勇気を出して、まずはハードルの低いところから、試行錯誤を繰り返し、新たなパターンを作っていくことが役立ちます。

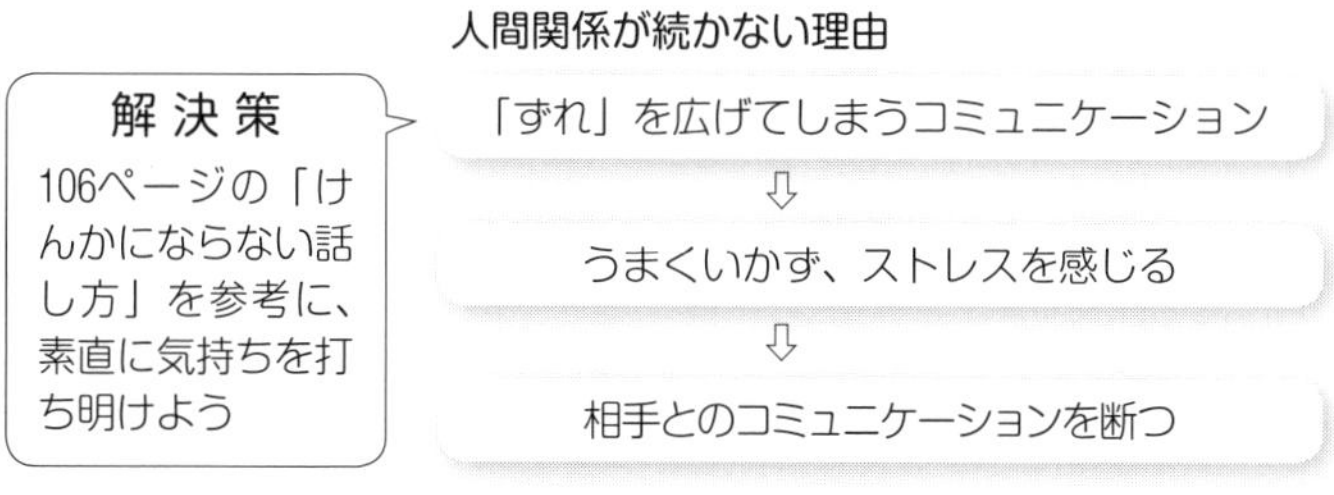
人間関係が続かない理由
解決策
106ページの「けんかにならない話し方」を参考に、素直に気持ちを打ち明けよう
「ずれ」を広げてしまうコミュニケーション
うまくいかず、ストレスを感じる
相手とのコミュニケーションを断つ

治療関係から実生活へ

もちろん、「対人関係の欠如」に該当するような方が、自力で人間関係を切り拓いていくのは難しいと思います。治療の場をうまく使っていただくことが必要でしょう。

対人関係療法を治療として行う場合、まず初めに「治療関係についての約束」をしていただきます。たとえば、次のように言います。

○○さんは、他人がすることで「これはおかしい」「これはよくわからない」と思ったときに、それを伝えるのが苦手だと思います。そして、そういう気持ちをご自分で飲み込んでしまうのではないかと思います。そうですよね？　実はそれは、ここでの私との関係の中でも起こりうることなのです。

大切なお願いなのですが、私とのやりとりの中で、「これはおかしい」「これはよくわからない」と思われたときには、それを伝えてほしいのです。何を言われても、私は絶対に怒りませんし、「そんな患者さんはもう診ない」などとは絶対に言いません。もちろん、そうは言っても、生まれて初めてなさることかもしれないので、最初のうちは難しいでしょうね。最初の二〜三回は、誰かを通して伝えていただいてもいいですし、手紙に書いてきていただいても結構です。とにかく、そのままにしないでほしいのです。よろしいですか？　もちろん、そんなことがしょっちゅう起こらないように、私も気をつけますが。

治療関係は、最も安全な関係であると言えます。患者さんの秘密が守られますし、対人関係療法の治療者は、患者さんの味方という姿勢を全面に出しています。ですから、自分が感じたネガティブな気持ちを言葉で表現してみる最初の機会としては、安全だと言えます。多くの患者さんが、人生で初めて自分のネガティブな気持ちを言葉できちんと説明してみて、事態が前向きに解決されることを知り、まさに「目から鱗《うろこ》」のような安心感を手に入れます。

もちろん、最終的な目標は、実生活において自分の気持ちを適切に表現していけるようになることです。治療関係という特別な関係で練習した後は、それを実生活の人間関係に応用するように努力していくことが大切です。そのためには、治療関係で一つのパターンに気づいたら、それがいかに自分の実生活においてよく起こっているかを認識し、まずどこから変えていけるだろうかと考えてみることが必要です。あとはハードルをできるだけ低くして、まずは最も簡単なところから手をつけていくのみです。

うまくいった理由をしっかり振り返る

実生活の人間関係で試してみたときにうまくいったら、「なぜうまくいったのか」をよく考えてみます。いつものパターンとの違いを復習しておくのです。だいたいのケースで、「自分側の期待がはっきりしていた」「誤解を招かないコミュニケーション

気持ちを表現する練習の進め方

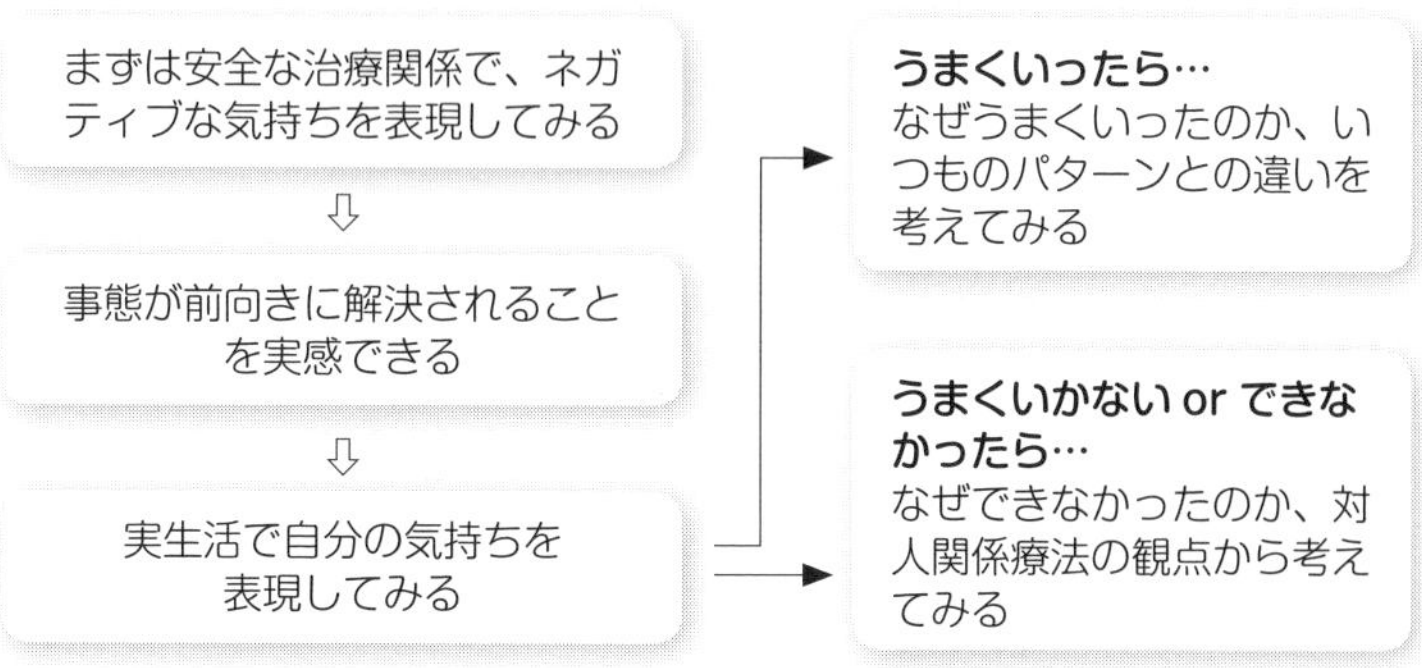
まずは安全な治療関係で、ネガティブな気持ちを表現してみる
事態が前向きに解決されることを実感できる
実生活で自分の気持ちを表現してみる
うまくいったら…
なぜうまくいったのか、いつものパターンとの違いを考えてみる
うまくいかない or できなかったら…
なぜできなかったのか、対人関係療法の観点から考えてみる

がでていた」というように、本書の内容と合致するような発見があるはずです。この、うまくいった点の復習はとても大切です。復習をきちんとすることができれば、たまたまうまくいったという場合でも、それを次の成功につなげることができるからです。また、うまくいったときの自分の気持ちに注目しておくことも重要です。多少ドキドキしてはいるかもしれませんが、悪い気持ちではないはずです。

「落第」のない対人関係療法

反対に、試してみたけれどもうまくいかなかった、あるいは、試そうとしたけれどもどうしてもできなかった、というような場合には、「なぜうまくいかなかったのか」ということを、対人関係療法的な観点から掘り下げて考えます。「対人関係療法的な観点から掘り下げて」と書いたのは、簡単に問いかけてしまうと、「それはやっぱり自分がだめな人間だから」といういつもの結論に終わってしまいかねないからです。

何が心配で実行できなかったのか。どこをどう調整すればできるようになるのか。その場で自分が求めていたことは何か。別のやり方があったか。次に同じことが起こったら、どのようにすることができるか。そうやっていろいろな角度から見てみることで、「失敗」ではなく「学習材料」にすることができるのです。

対人関係療法には認知行動療法のようなしっかりした「宿題」はありませんが、決められた期間で

いろいろな角度から見て「学習材料」にする

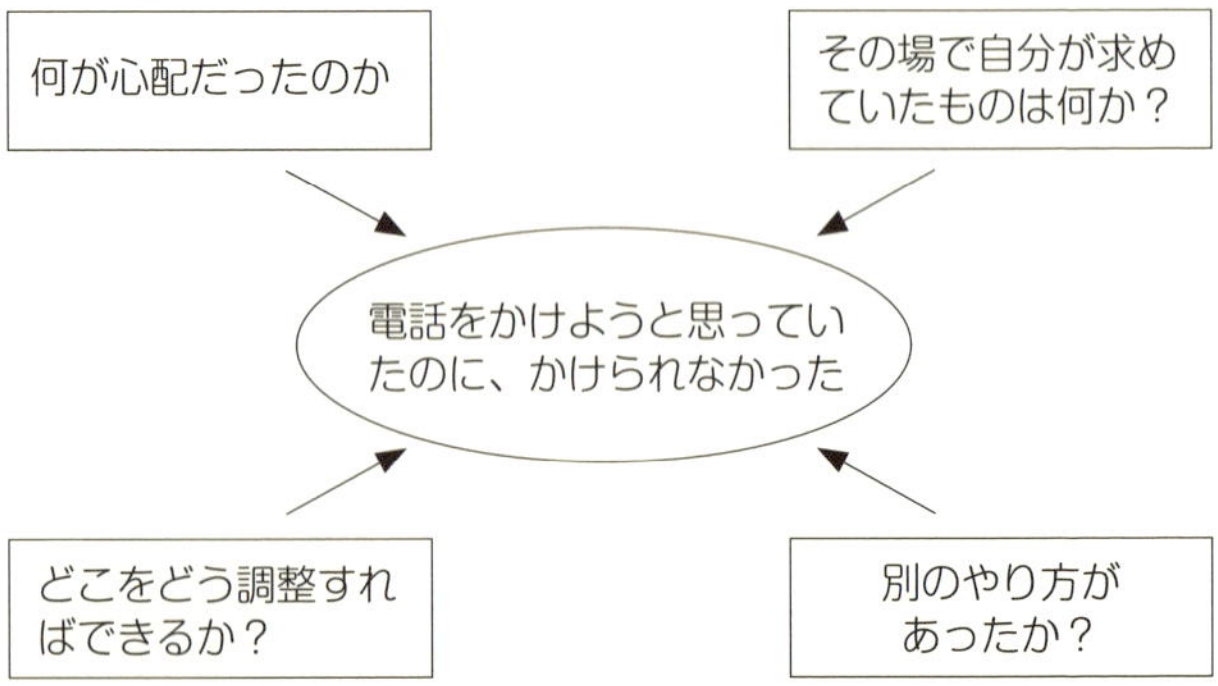
何が心配だったのか
その場で自分が求めていたものは何か？
電話をかけようと思っていたのに、かけられなかった
どこをどう調整すればできるか？
別のやり方があったか？

目標にした変化を起こす、という点ではそれ自体が宿題みたいなものです。私は、対人関係療法の宿題は「夏休みの宿題」、認知行動療法の宿題は「毎日の宿題」とわかりやすく呼んでいます。夏休みの宿題は、進むときもあれば、しばらく放置されているようなときもあります。対人関係療法における進歩も、著《いちじる》しく進むときもあれば、停滞するときもあります。そして対人関係療法のよいところは、どんな場合にも「落第」がないということです。

たとえば、「次の面接までに、誰かに一本電話をかけてみましょう」という宿題があったとしても（これは面接の話題の中で、人間関係を作るための工夫として自然に出てくるものです）、電話をかけられれば合格、かけられなければ落第、ということではないのです。うまくできなかったとしたら、それは単に、治療者と患者さんの「役割期待のずれ」の一つであると考えることができます。今の患者さんには無理なことを治療者が要求してしまったと考えればよいのです。その場合、患者さんは「やろうとしたけれども、〜という気持ちになってしまってできませんでした」と報告してくれれば「合格」なのです。そうすれば、治療者は役割期待をめぐる交渉をし直すことができます。もちろん、その中では、なぜ無理そうなことを引き受けたのか、という患者さんのパターンも取り上げられるでしょう。対人関係療法では、すべてのことが学習材料になります。それまで、できなければ否定されるというような環境（あるいは、そのような思い込み）で育ってきたような患者さんは、この対人関係療法の気楽な学習姿勢にびっくりすることも多いです。もちろん、治療に役立つ「びっくり」です。

対人関係療法に「落第」はない

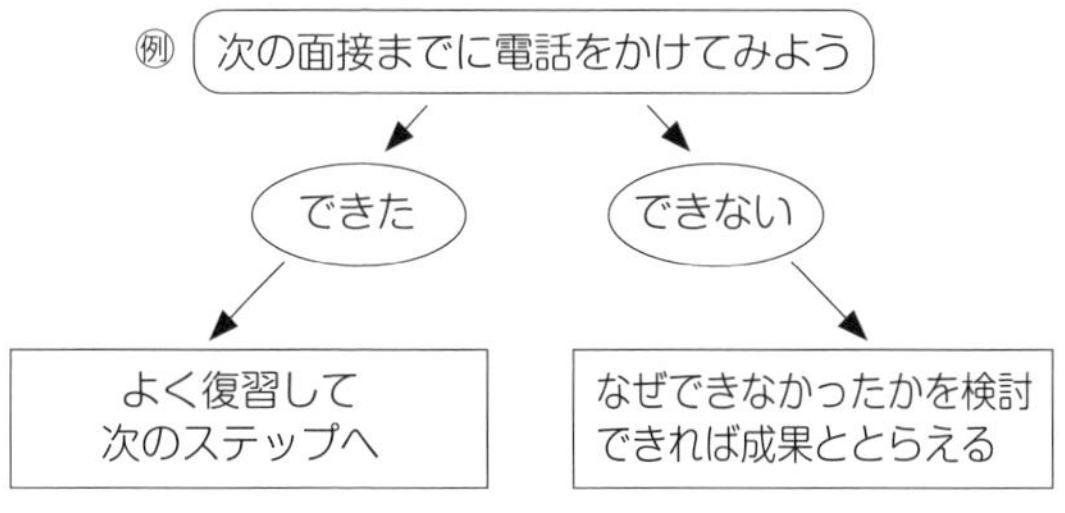
例
次の面接までに電話をかけてみよう
できた
できない
よく復習して
次のステップへ
なぜできなかったかを検討
できれば成果ととらえる

自分の「敷地」を意識する

人間関係をどうにか作ったものの、安定して維持することができない、というケースも少なくありません。これは、「敷地」あるいは「境界線」の問題に由来することが多いものです（下図）。

どういうことかと言うと、何かの問題が起こったときに、それが自分の「敷地内」の話なのかどうかを考えるという視点を持つことが重要なのです。うつ病の人は、何でも自分の責任であるととらえる傾向が強いため、それが相手側の問題であったとしても自分の問題として受け止めがちです。これは、相手に対するコントロールであるという見方もできます。なぜかと言うと、相手の敷地内で起こっている問題なのに、境界線を飛び越え、相手の敷地内に侵入し、手を出しているということだからなのです。

よくある例として、「こんなことを話したら相手を心配させてしまうから」と、何も話そうとしない人がいます。これはもちろん思いやりなのですが、実は何かを聞いて心配するのもしないのも、相手の自由なのです。

心配のない人生がすばらしいわけでもありませんし、そもそも相手が心配するかどうかなど、当の本人にしかわかりません。相手は相手の敷地内で、喜んだり、悩んだり、心配したりしながら、生き生きと暮らしていく権利があります。苦しい感情の後には成長もあるでしょう。「こんなことを話したら心配させてしまうから」と伝えないことによって、相手の可能性はずいぶん減ってしまうかもしれません。

✤ ✤ ✤

「境界線」の問題とは…

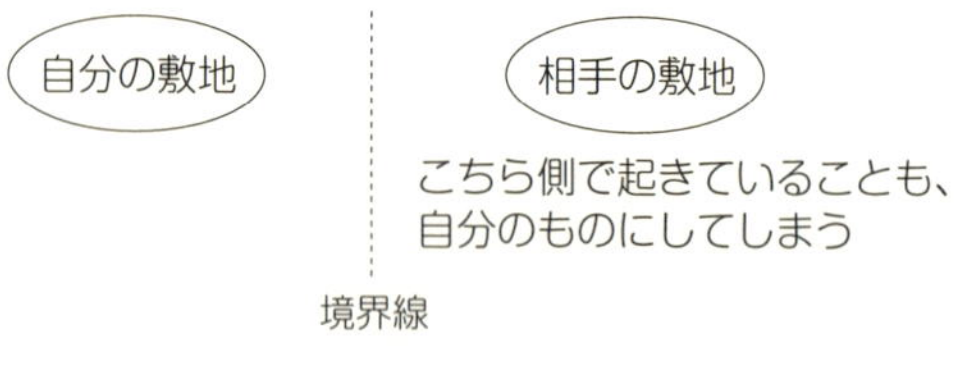
自分の敷地
相手の敷地
こちら側で起きていることも、
自分のものにしてしまう
境界線

症例

四〇歳の男性カシワさんは、人と親しくなるとすぐに「相手は〜すべきだ」という考えが強く出てきてしまい、相手にそれを要求し、相手が拒むと怒ってしまう、ということを繰り返してきたため、男女いずれも実質的に親しい人がいませんでした。先日、カシワさんのお父さんが亡くなりました。その葬儀のやり方について、カシワさんは七〇代のお母さんと衝突しました。葬儀会社に頼んで普通の葬式を出したいと希望するお母さんに対して、カシワさんは「それでは葬儀ビジネスに加担するだけだ。第一そんな虚礼は環境に悪い。葬式は自宅で、本当に親しかった人たちだけに来てもらってこぢんまりとやるべきだ」と主張しました。カシワさんの信念からすれば、それが本当に「正しいこと」だったのです。ところが長年連れ添った夫を亡くしたばかりのお母さんには、ただでさえすべてが圧倒的に思われていましたから、何か新しい提案に耳を傾けるような心の余裕はありませんでした。「自宅」という、唯一休まる場所で「変わった催し」をするなど、とても受けつけられることではありませんでした。

カシワさんには、「敷地」の問題を考えてもらいました。もちろんお父さんのお葬式ですからカシワさんにも関わりのある話なのですが、葬儀の喪主はお母さんですし、カシワさんが葬儀を行いたいと提案している自宅もお母さんの家です。何と言っても、長年連れ添った配偶者を亡くしたことの影響は大きく、これからお母さんは生活を根本から立て直していかなければならないでしょう。そんなときに、葬儀のスタイルをひっくり返すようなことを言うのがどういうことを意味するのか、ということをよく考えてもらいました。

この経験からカシワさんが学んだことは、自分にとっては多少「まちがって」思えることでも、相手にとってそれが必要であれば受け入れたほうが人間関係はうまくいくし、相手からもよい印象を持たれる、ということでした。そして、今までも何となくそういうことに気づいていたけれどもできなかったのは、相手にとってそれが「必要」であることを納得するためのコミュニケーションが欠けていたからであり、まずは相手の言い分をよく聞くという習慣を作ることになりました。

✤　✤　✤

相手の不適切な言動を「自分が引き起こした」と悩んでいる患者さんもいます。これも「敷地」問題です。こちらは自分の敷地内でできるだけのことはやりますが、それに対してどう反応するかは、相手の敷地内の話なのです。悩んでいるのは自分だけではありません。それぞれの人が、それぞれの人生のテーマを背負っています。何の悩みもないように見える人でも、本当にそうなのかどうかはわかりません。

ですから、こちらができるだけのことをやったのに怒ってしまった人がいたとしても、それはおそらく相手側の敷地内の問題なのでしょう。そういう人は、しばらく自分のテーマに取り組む必要があるのだと思いますし、「あなたが怒っていると私は自分を責めてしまうので、怒らないでください」と求めることは、やはり相手の敷地内に入り込んでコントロールしていること

お互いの「敷地」を守らないと…

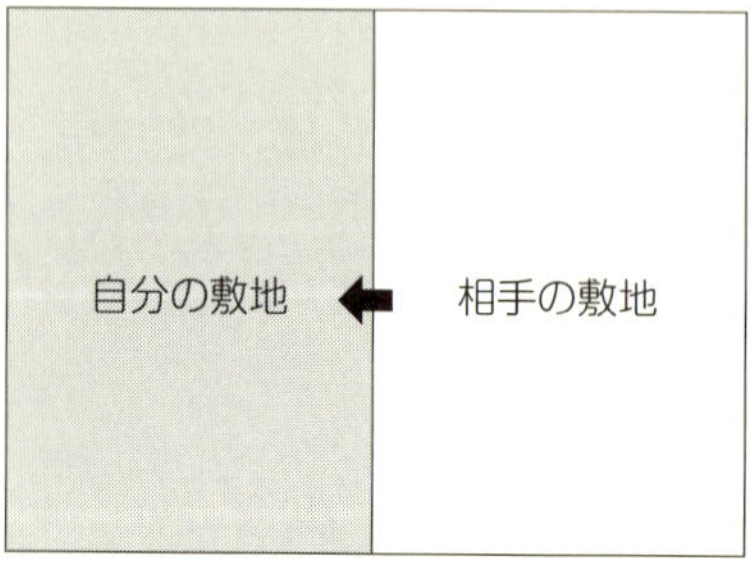
自分の敷地
相手の敷地

「ノー」が言えないと
相手に振り回される
↓
やがて、関係そのものを断つことに

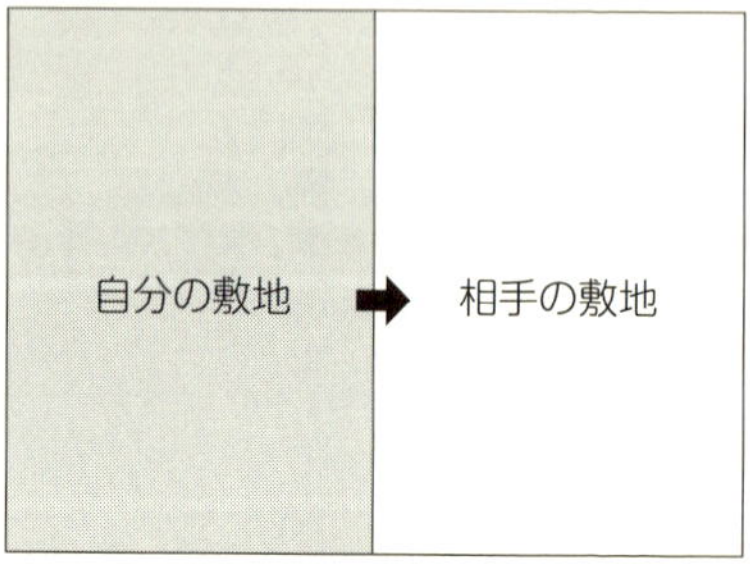
自分の敷地
相手の敷地

なんでも自分の責任
だと思ってしまう人
↓
自分にとって負担になると同時に、
相手が成長する機会も奪う

になってしまうのです。完璧な人間などいないのですから、それぞれの人の限界を認めてあげましょう。

一方で、相手が自分の敷地内に入ってくるのを許してしまう人もいます。相手に気をつかってしまい、どんどん自分の敷地が狭くなってくる人もいます。そういう状況ではだんだんとストレスがたまりますから、「もうこれ以上つきあえない」と、突如として関係を断絶するようなことになるのです。自分の敷地を守るためには、本書で述べている「役割期待のずれ」というものの見方やコミュニケーションの工夫が役に立ちます。

それぞれの敷地を守るなどと言われると、水くさい関係のように思われるかもしれませんが、安定した人間関係を維持したければ、お互いの敷地を尊重し合うことは必要です。そして、安定した人間関係を維持できている人を見ると、とても上手に「敷地」問題を扱っていることに感心させられるものです。それは相手に対する敬意や信頼を示すものであるとも言えます。

第9章　慢性のうつ病の治し方

慢性のうつ病とは

慢性のうつ病にもっと注目すべきだという理解は、ここのところ急速に進んできています。慢性のうつ病には、もともと慢性のうつ病として始まったもの（気分変調性障害）もあれば、急性のうつ病として始まったものが慢性化したタイプもあります。ここでは、よりわかりやすく説明するために「気分変調性障害」についてご説明したいと思いますが、急性のうつ病が慢性化したものについても、だいたい同じ考え方を応用することができると思います。

慢性のうつ病の診断基準は、大うつ病（最も一般的に見られる急性のうつ病）に比べるとやや軽い症状が、ほとんど一日中存在し、その症状がない日よりもある日の方が多い、という基準になっています（大うつ病の場合には、症状はほとんど毎日あるという基準です）。持続期間は最低二年間（思春期の場合は最低一年間）です。

慢性のうつ病の２タイプ

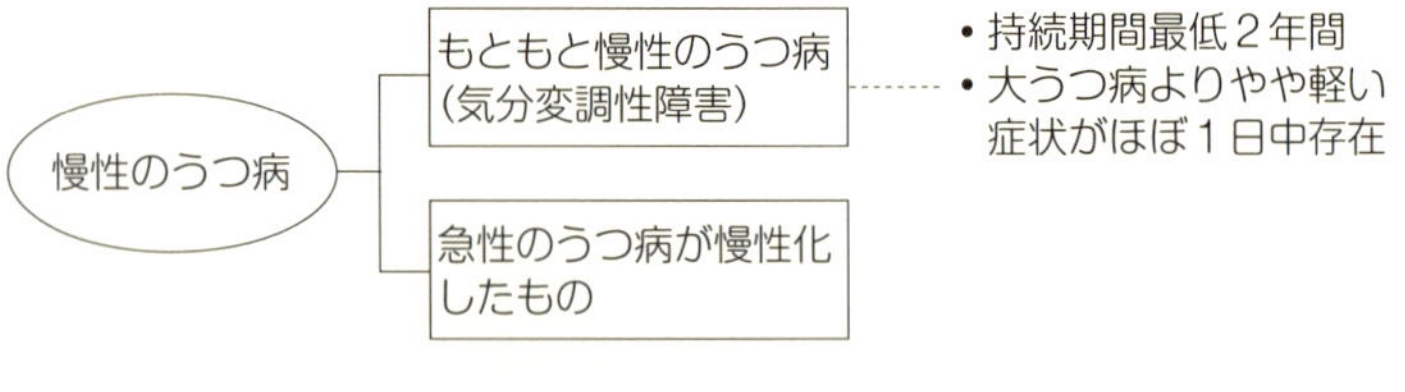
慢性のうつ病
もともと慢性のうつ病
（気分変調性障害）
・持続期間最低２年間
・大うつ病よりやや軽い
症状がほぼ１日中存在
急性のうつ病が慢性化
したもの

典型的には、気分変調症は思春期くらいから始まります。いつから、という時期が特定できない人の方が多く、ほとんどの人が、「物心ついたころからそうだった」と感じており、病気ではなく自分の性格だと思っています。

気分変調性障害

気分変調性障害は、かつては「神経症性抑うつ」などと呼ばれており、「病気としてのうつ病」とは少し違う性質のものだと思われていました。むしろ性格的なものだ、ということです。

こういう考え方は、ＤＳＭ－Ⅲ*に「気分変調症」という病気が登場することによって、大きく変わることになりました。つまり、それまで「性格的なもの」と思われてきたものが、病気としてきちんと認められるようになったのです。

このように、専門家ですらその位置づけに悩んできた病気ですから、一般の方が気分変調性障害に正しく気づいて対処できる可能性はもっと低くなります。一般に、気分変調性障害という病気の治療を希望して医療機関を受診する方はほとんどいません。気分変調性障害の方が、さらに急性のうつ病も患って「二重うつ病」という状態になったときに初めて受診に至ることは多いものです。また、アルコール乱用や薬物乱用、摂食障害などの方の病歴をよくよく聞いてみると、実は中学生のころから気分変調性障害があって、そこから生じる症状としての「自信のなさ」「憂うつな気分」「不安」を何とかしようとしてアルコールや薬物に手を出したり、ダイエットに走った結果摂食障害になったりした、というケースも少なくないのです。こういう人たちは、自分が気分変調性障害という病気を持っ

＊アメリカ精神医学会の診断基準の第３版。1980年

ているとは自覚していませんし、周囲もそう思っていません。特に思春期に発症すると、単に「難しい年ごろ」「思春期の悩み」ですまされてしまうことが圧倒的に多いでしょう。

また、気分変調性障害の方は、物心がついてからずっと暗い気持ちだった、とおっしゃることも多いのですが、思春期の悩みどころか、「自分は生まれながらにしてのできそこない」だと思っている人もとても多いのです。

このようなタイプの方たちが、実は病気にかかっていて、それも治療可能だということがわかったことはとても意味のある福音です。そして、対人関係療法は治療法として気分変調性障害に適した側面を持っています。それは、長年の病気の歴史の中で、何よりも対人関係の力が落ちてしまっているからです。自分ができそこないだと思っている人には、前向きな人間関係を作ることは難しかったでしょう。実際に、気分変調性障害の方の多くが独身ですし、恋愛関係を一度も持ったことがないというケースも少なくありません。職業的にはどうにか機能していても、常に自分をさらけ出さないように努力している、ほめられても喜べず、自分が本当はニセモノであることがいつ露見してしまうだろうか、とビクビクする、というような人も多いのです。対人関係は、気分変調性障害の人にとってはとても大きなテーマです。

「治療による役割の変化」という考え方

多くの気分変調性障害の方にとって、病気の発症は大昔のことであるし、そもそもいつの間にか始まっていたことで、きっかけなど思い当たらない、ということが多いでしょう。何らかのきっかけを思いついたとしても、そのことと現在の自分の問題との関連はまったくわからない、ということも多いと思います。

そのような方はどのように「問題領域」を選べばよいのか、ということで考え出されたのが「治療による役割の変化」という考え方です。これは「役割の変化」がきっかけでうつ病になった、という人とは反対向きの考え方で、治療によって「役割の変化」を作り出していくというものです。

どういうふうに進めていくのかというと、それまで自分の状態は「性格的な問題」「自分が生まれながらのできそこないだということ」だと思っていた人たちに、「これは病気であって、治すことができる状態なのだ」ということを理解してもらう、というのがその治療の本質になります。自分が病気であることを認められれば、それまでまったく動かないように見えたものが動くようになってきます。

もちろん、気分変調性障害の方でも、明らかに「悲哀」「役割をめぐる不一致」「役割の変化」があれば、それを問題領域として選んでもよいのですが、常に「治療による役割の変化」を起こしているのだ、ということを頭に置いておく必要があります。どんな問題領域であれ、長年のうつ病の症状による影響を受けているのです。それを解決していくためには、まずは、自分が長い間うつ病にかかっていたということを認める必要があります。

✤　✤　✤

症例

一流企業に勤務するサクラさんは、うつ病で仕事に行くことができなくなり、入院治療を受け、職場復帰をしたものの、「なかなかすっきりよくならず、自傷行為もみられる」とのことで、職場の嘱託医から紹介されてきました。サクラさんのうつ病は、職場における明らかな過労がきっかけでした。係長に昇進し、部下を持つことになり、すべてを抱え込もうとしてしまったのです。

しかし、よくよく病歴を聞いてみると、実は中学時代から気分変調性障害と診断される状況にあった可能性が浮かび上がってきました。サクラさんはもともと「できのよい子」でしたが、中学２年の夏にバスケットボール部をやめてからは、異常なほど勉強するようになりました。そのころのことを聞いてみると、「バスケもやめてしまったし、成績が下がってしまったら、学校に行くことができなくなるだろう」と思い詰めていた、とのことでした。担任の先生が「試験ではいつも九〇点以上を目指すように」と言うと、本当にすべての科目で九〇点以上を目指し、実現しました。先生からはほめられましたが、「いつか自分の化けの皮がはがれるのではないか」と思い、ますます勉強しました。一つの試験が終わると、ホッとする間もなく、「次の試験に向けて」勉強を始めたそうです。

そんな調子で大学までをしのぎ、無事一流企業に就職しました。彼女はそのことを喜べず、「また全力で努力することを要求される環境に入ってしまった」と感じたそうです。入院するまでの彼女は社内での評価も高かったのですが、「ここまではまぐれだ。自分には本当は力がないということが、いつか見抜かれてしまう」という不安に常におびえていました。係長になったときに、そのおびえはピークに達したのでしょう。

✤　✤　✤

サクラさんが入院するほどのうつ病になったときは「二重うつ病」だったと考えられます。つまり、それまでの気分変調性障害の上に、過労による「大うつ病」が乗った、という形です。さすがに二重うつ病になると仕事を普通に続けるのは難しいですから、入院が必要なほどの状態になったのだと思います。

入院治療によって、上乗せされた大うつ病は治ったけれども、気分変調性障害は残った、というのがサクラさんの状況だと思います。でも、自分も周囲も「うつ病は治ったはずだ」と思っているため、なかなかうまくいかないのです。

気分変調性障害の治療の第一歩は、自分が病気にかかっていたのだということに気づいていただくことです。サクラさんもそうでしたが、「自分は人間としてどこかできそこないなのだ」「自分にはそもそも生きていく力がないのだ」というふうに病気と人格を混同している人があまりにも多いからです。

急性のうつ病の方でも、「自分は怠《なま》けているだけではないか」というふうに病気と人格を混同することは多いものですが、最近うつ病になった方ならまだ「以前は違ったのに」というふうに感じることもできます（これすらも自然に感じることは難しく、まわりからの働きかけが必要なのですが）。気分変調性障害の場合は、元気だった自分が記憶の中にないために、ますます病気と人格を混同してしまうのです。「自分は生まれたときからこうだった」「物心ついて以来、ずっと同じような感じだ」とおっしゃる方がとても多いのです。実際には、まわりの方などによく聞いてみると、生まれたときからそうだったということはありません。もともとまじめなタイプだったという人は多いのですが、「まじめ」ということと「うつ病」ということはまったくちがいます。

以下にご紹介するサクラさんとのやりとりが、気分変調性障害の特徴をよく描いていると思います。

私：ここのところを振り返っていただいて、どんなときに一番気分が沈みましたか？

サクラさん：……やっぱり、仕事のことを考えているときです。

私：仕事について、どんなことを考えているときですか？

サクラさん：……やっぱり私には社会でちゃんとやっていくなんて無理だなあ、ということです。

私：係長になられるまでは、ご本人の感じ方は別として、それなりにやっておられたわけですが、その気持ちの落ち込みは、係長みたいなテーマと関係があるのでしょうか。

サクラさん：……そうですね。これから会社でやっていくとすると、昇進は避けて通れません。万年平社員の人間なんて、会社は必要としていないんです。でも、私は係長という職務でつぶれてしまった。こんなことでは、これから先やっていけるわけがありません。

私：なるほど、そう感じられるのですね。では、少し振り返っていきたいと思いますが、サクラさんにとって、係長になるというのはどういう体験だったのでしょうか。

サクラさん：人のせいにできない。すべては自分で帳尻《ちょうじり》を合わせなければならない、ということです。それから、部下がやったことのすべては私が責任を取らなければならない。だから、そういう事態にならないように、いつも注意していなければならない。

私：そんなふうにとらえたら、誰でもつぶれてしまうでしょうね。

サクラさん：でも、係長としては当然のことだと思います。

私：そう思われるのですね。私はあまり賛成しませんが、その点については、これから話し合っていきましょう。さて、係長になった方のすべてが同じようなプレッシャーを感じられるわけではないと思いますが、その違いをどのように考えていますか？

サクラさん：私は人間として弱いのだと思います。

私：弱い、というのは？

サクラさん：誰でも辛いことや重い責任に耐えているのに、私には耐える力がない、ということです。ただでさえ私は人よりも能力が劣っているのだから、人よりも努力しなければいけないのに。（泣く）

✤　✤　✤

ここでサクラさんが述べている自己像は、客観的な評価とは大きな隔たりがあります。実際にはサクラさんは有能なのです。ゆがんでいるのはサクラさんの自己像であるだけなのですが、周囲がいくら評価しても、そんなサクラさんを安心させるどころか、かえって不安にさせていきます。つまり、「いつ化けの皮がはがれるか」という心配が強まるのです。

サクラさんは、そのような不適切な切迫感さえなければ、係長としてもふつうにやっていけるだけの能力を持っている人です。

治療の中では、サクラさんが気分変調性障害という病気であることを徹底的に強調していきました。今までの経過を聞く中でも、意識的に「中学生のころからうつ病だったみたいですね。そして、それを乗り越えるために、必死に勉強するなど、さまざまな努力をされてきたみたいですね。うつ病の症状を、必死の努力でコントロールしようとするなんて、よく身体が持ちましたよね。今回二重うつ病になったのも当然ですね」ということを強調しました。ここでは、サクラさんが「だめな自分だから人一倍の努力が必要だった」ととらえていた現実を、「病気なのに人一倍の努力をするなんて、無謀なことだった」というふうに枠組み直しています。これも「治療による役割の変化」の第一歩です。「思春期のうつ病、特に慢性のうつ病は、こうやって見逃されることが多いのです。それはサクラさんの責任でもありませんし、ご家族が怠慢だったというわけでもありません。病気だということにその時点で誰かが気づいていればもっと早く楽になっていたでしょうが、今の医療の水準や慢性のうつ病の難しい性質を考えれば、『その時点で気づく』という選択肢はあまりなかったのだと思います。もちろん病気ですから、きちんと治療しないと治らないのですが、反対に言うと、病気だから、治療すれば治るということなのです。サクラさんはご自分のことを『生きる能力がない』とおっしゃいましたが、本当にそういうことだったら大変です。でも、幸い、ことは『生きる能力』という根本的な問題ではなく、単に病気なのでそれを治そうということなのです」と私はサクラさんに説明しました。

サクラさんはもちろんこの説明をすぐには受け入れず、「それは言い訳のような気がするんですけど」と言いました。それに対して私は「そういう感じ方も、この病気に特有のものですね。もちろん、それも症状の一つですから、この時点で今の説明に納得すべきだとは言いません。納得はしなくても、一つの考え方として理解できるかどうかだけ教えていただきたいのです」と言いました。ここでは「説得で変わるものであれば、それは病気の症状とは言えない」という理屈を示しているわけですが、それは「病気」を強調するという対人関係療法の原則に従うものです。

サクラさんは躊躇していましたが、「理解しにくい点があったら言ってください」と促すと、「考え方として理解はできます」と消極的に答えました。「その理解が納得に変わってくると、病気が治るでしょうね」と私はつけ加えました。

それからも、毎回の面接で気分変調性障害特有のネガティブなとらえ方をサクラさんは語りました。休職中のサクラさんは焦っていたのですが、それは特に同居している家族に対してのものでした。「家でゴロゴロしていると不愉快に感じると思う」と言うのです。

そういうときには、「肺炎で高熱を出している人が家で寝ていて、不愉快に思いますか？」というような質問をすることによって、うつ病も病気だということを繰り返し認識してもらいました。「どうですか、そういう考え方に少し慣れてきましたか？」という質問に対して、第一二回の面接までにはサクラさんは「はい」と答えるようになり、その理解を身近な人たちにも共有してほしいという願望を控えめに表現するようになりました。

サクラさんは、「すべては生きる能力がない自分のせい」という認識から、「病気の症状として現状が起こっており、それは治療可能である」という認識へという変化の中で、治療の効果を上げていくことができました。一六回の毎週の治療の後には、月一回の治療を一年間続けましたが、この時期には職場での立場も安定し、人に任せるべきことは任せられるようになり、対人関係のトラブルがあっても、ある程度は「相手側の問題」として客観的に見ることができるようになりました。

パーソナリティの扱い方

サクラさんのような人は、「もともとの性格の問題」というふうにレッテルを貼られることが少なくないものです。でも、少なくとも慢性のうつ病が治ったサクラさんには、「性格の問題」と診断できるようなところは残っていませんでした。もちろん完璧主義的なところはありましたが、そんな人はどこにでもいるでしょう。

対人関係療法では、パーソナリティ（いわゆる「性格」）の扱い方にも特徴があります。よく、「対人関係」というと「パーソナリティの問題」と関連づける人がいます。私のところにも、「パーソナリティに問題があるので矯正をしてください」というようなご依頼がくることがあるのですが、対人関係療法はパーソナリティには焦点をあてません。もちろん、その人がどんなパーソナリティを持っているかということによって、対人関係のパターンは影響を受けますから、理解はしておきます。でも、あくまでもうつ病を治すことが第一であって、パーソナリティを変えることは目標にしないのです。

最も重要な根拠は、うつ病の最中には、多くの人が「パーソナリティに問題がある」というふうに見えるけれども、うつ病が治るとその多くが消えたり和《やわ》らいだりするというデータです。これはサクラさんにもあてはまり、うつ病が治ったら、「パーソナリティの問題」はほとんど気にならなくなりました。

対人関係療法ではパーソナリティを変えようとはしませんが、いろいろなスキルを与えることで、結果としてパーソナリティが好転したのと同じような効果を示すこともあります。でも、もともとパーソナリティを変えようとして治療をすることと、病気を治そうとして治療をした結果パーソナリティも変わった、ということとは、似て非なるものです。対人関係療法では「病気」を強調することがいかに重要かを繰り返し述べてきましたが、そのためにも、パーソナリティに焦点をあてないことは意味があるのです。

今まで得られているデータからは、本当にパーソナリティ障害がある場合でも、うつ病に対する対人関係療法の短期治療の結果には意味のある影響を与えないということがわかっています。本当にパーソナリティ障害がある方の場合、治療でぶつかる一番大きい問題は治療者との信頼関係がうまく築けないということです。ただし、対人関係療法では、治療者への不信感があったとしても、それも治療の一つの課題として話し合って前向きに取り組むことができます（もちろん治療者も人間ですから、できるだけ「けんかにならない話し方」〔106ページ〕を心がけてください）。そのような作業ができている限りは、治療の恩恵を受けることができると思います。

深遠なテーマはよくなってから考えよう

慢性のうつ病の方の中には、「人はなぜ生きるか」「人はなぜ生まれてきたのか」などというテーマを深刻に思いつめている方も少なくありません。そのような患者さんには、「そういうテーマは、うつがひどくなると必ず出てくるもので、今はそれを真剣に考えるべきときではありません。うつがよくなれば、多くの方がそんなことを悩んでいたことすら忘れてしまいます。つまり、健康な人は『人はなぜ生きるか』などということはあまり考えずに、何となく毎日をすごしているものなのです。これは、うつ病の症状である罪悪感とも関連しているのかもしれませんが、何となく毎日をすごすことが悪いことであるかのようにとらえるのも、うつ病の症状です。人生については、うつが治ってから改めて考えてみたらどうでしょうか」と言います。そして、実際にうつがよくなってくると、そんな時期を忘れてしまう人もいますし、「当時あんなことばかり思いつめていたのは不健康なことだったと思う」とおっしゃる方が多いものです。

第10章　うつ病の再発と回復

「再燃」と「再発」

私が医学部の学生だったころは、うつ病というのは躁うつ病（双極性障害）と違って一回のエピソードで治るものだ、というふうに教わりました。

でも、実際のところ、そういうケースばかりでもないのだ、ということがだんだんとわかってきました。今ではうつ病の治療において、「再発」ということを考えない治療者はいないと言ってもよいでしょう。これはうつ病が変わったというよりも、うつ病の発症につながるストレスの種類が変わったということなのかもしれませんし、社会的な変化によってうつ病になりやすくなったという事実を反映しているのかもしれません。ただ、覚えておいた方がよいことは、一般に、再発の回数が増えるほど、その後の再発の可能性も高まるということです。つまり、うつ病の再発を防ぐことには意味があるということですし、同時に、回数を重ねると前よりもうつ病になりやすくなるということを前提に予防や対処を考えた方が効果的だということです。

うつ病において気をつけなければいけない「再発」には二種類あります。専門的には、それらは「再燃」と「再発」として区別されています（下図）。

「再燃」がなぜ起こるか、というと、これはふつうの病気と同じように考えられます。たとえば、ひどい肺炎にかかって、体力もボロボロになった人が、とりあえず熱が下がったからといってすぐに職場に戻り過労になれば、肺炎がぶり返すでしょう。そんなときよく言われるのが、「今は薬のおかげでとりあえずよくなっているだけだから、もっと大事をとらなければだめだよ」ということですが、うつ病についてもまったく同じことが言えるのです。症状がよくなってから半年間は、「無理をしてはいけない時期」と考えるべきですし、一般に薬物療法を同じ量のまま半年間継続することが推奨されています。

「再発」というのは、また別の話です。これは、一つのエピソードが治って、無症状でいた期間が半年以上続いて、その後どこかのタイミングで「次のうつ病エピソード」が起こることを言います。肺炎の例で言えば、一つの肺炎は完治したのだけれど、またしばらく生活している中で感染してしまった、というイメージです。

一回うつ病になっただけで、二度と再発せずに一生を終わる人も、もちろん一定の割合でいます。それはそれで幸運なことですが、「再発はあり得る」ということは頭のどこかに入れておいた方が、いざというときに適切な対処をすることができるでしょう。

２種類の「再発」

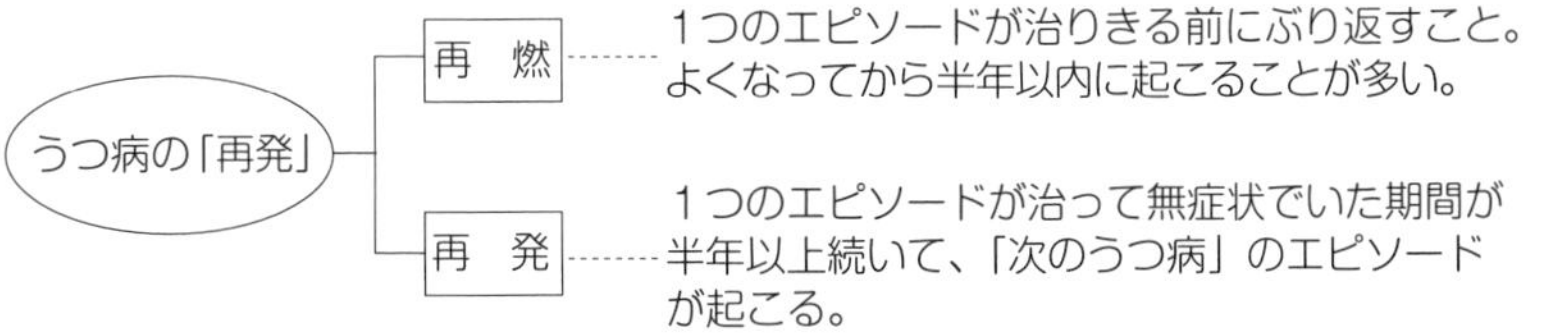
うつ病の「再発」
再　燃
1つのエピソードが治りきる前にぶり返すこと。よくなってから半年以内に起こることが多い。
再　発
1つのエピソードが治って無症状でいた期間が半年以上続いて、「次のうつ病」のエピソードが起こる。

対人関係療法での再発の考え方

うつ病の再発についての対人関係療法の考え方は、糖尿病に対する内科的な考え方に近いと思います。つまり、糖尿病になりやすい体質があって、それを自覚して食生活に気を配れば再発を防げるかもしれない。でも、いろいろな事情があって食生活に気を配る余裕がなくなってしまうと、糖尿病が再発してしまう。それと同じように考えます。うつ病になりやすい体質があって、対人関係上のストレスをためこまなければ再発しないかもしれないけれども、いろいろな事情があって（ストレスが強すぎるなど）対人関係に対処する余裕がなくなってしまうと、うつ病が再発してしまう、というふうに考えるわけです。

たしかに、対人関係療法を行うことによって、多くの患者さんが社会的なスキルを著しく向上させます。「前と同じことが起こっても、病気にならないでいられると思う」という感想を残される方も多いのです。それは確かに今後に生かされることです。でも、「完璧」という選択肢はあり得ません。日ごろから自分の置かれた状況や自分の精神状態によく気を配り、あまり無理をしないようにしたりコミュニケーションを充実させたりして、再発防止のために備えられることは何でもやっておいたほうがよいでしょう。そうすれば、ある程度までのストレスに見舞われても、再発は防げると思います。でも、予想を超えるような強いストレスのときには、どれほど備えていても、再発しないというわけにはいかないでしょう。だからといって備えが無駄になるのではなく、病気の経過をよくすることはできるのです。

うつ病の再発を防ぐためには

- 自分の置かれた状況や精神状態に気を配る
- コミュニケーションの充実

…といった備えをふだんからしておく

⇩

もしも再発したとしても経過がよくなる

症例

会社員のアラシさんは、これで五回目のうつ病エピソードを迎えていました。それまでは薬物療法を中心とした治療を受けては復職を果たしていましたが、今回は会社がなかなか復職を認めないことに焦りを感じて、いろいろな治療に手を出していました。最近のやりとりで会社から「対人関係面の問題」を指摘されたため、今度は対人関係療法を受けに来たのでした。

アラシさんのそれぞれのエピソードを振り返ってみると、三〇代の初めに起こった最初のエピソードこそ職場でのいじめがきっかけになっていましたが、それ以降は、特にいじめなどのエピソードはありませんでした。というよりも、いじめの対象になる暇もなく、復職後比較的短期間のうちに再発をし、再び休職するというパターンを繰り返していたのです。これらの経過を振り返っていくと、アラシさんがうつ病の再発という可能性をほとんど無視するかのように、復職後職場に適応しようとして過剰な働き方をしていたということが明らかになりました。また、復職後に病み上がりの人としていたわられることにも抵抗を感じ、「自分は哀れまれなくてもちゃんと働ける」ということを示そうとしてやみくもに働いていたということもわかりました。それらの過労が再発につながったのだろうということは明らかでした。

アラシさんは、復職のたびに職場で「病気の人」という視線で見られたことが自分への蔑視に感じられたということを打ち明けてくれました。また、主治医からは残業を禁止されていましたが、それを守っていなかったということもわかりました。営業職であった彼は、上司の手前でこそ残業をしていないようなふりをしていましたが、とにかく休職中の分を追いつきたいという気持ちで、退社後も営業を続けて成績を少しでも上げようとしていたのでした。

アラシさんの治療でまず取り組んだのは、うつ病は再発しやすい病気であり、アラシさんのように五回目のエピソードともなれば、次の再発が起こる可能性も非常に高いということを認識する、ということでした。これは、アラシさんにとってはかなりショックなことだったようです。初診時のアラシさんは、「二度とうつ病が再発しないようにしてください！」と切実な顔で訴えていました。その切迫感は、実は、会社の影響をそのまま受けたものだったのです。

会社側は、復職するたびにすぐに休職するというアラシさんのパターンから、「今度こそは二度と再発しないということが証明されない限り復職を認めない」ということを明言していました。これはとても非現実的な要求でしたが、どうしても復職したいと考えていたアラシさんは、その要求を実現させようとしていたのでした。そんなことは不可能だと認めることが治療の第一歩となりました。アラシさんは「絶対に再発しない状態にはできないんですか？」と喰い下がりましたが、そのような考え方がいかに今までアラシさんの再発につながってきたか、ということを振り返る中で、戦略としてうまくいかないだろうということを認めるようになりました。また、会社側の要求が「おかしい」ということにも気づきました。そこで、今後再発する可能性も高い（再発しないかもしれませんが）ということを前提に、職場にどれだけ迷惑をかけないですませるか、という点を交渉することで復職を可能にしようということになったのです。

その上で、「二度と再発しないということが証明されない限り」などという非科学的・非現実的な要求を会社がしてくるのはなぜかということを探るために、アラシさんの今までの再発の経過を聞きました。すると、いつもギリギリまで無理をして、ある日突然会社に行かれなくなる、というパターンが明らかになりました。これでは職場も困るだろう、ということはアラシさんも合意しました。

アラシさんがそれまで「職場に迷惑をかける」という視点を持てなかったのは、二つの理由がありました。一つは、アラシさんが、「病気の人」という目で見られることを極度に嫌っていたことです。もう一つは、うつ病の初発のきっかけが会社におけるいじめだったということでした。これについてはいまだに恨みを持っており、「会社のいじめさえなければ」といつも思っていました。いじめについてアラシさんからよく話を聴き、それがいかにつらい日々だったかを一緒に振り返りました。その上で、今回の治療の目標を再び確認しました。いじめを放置した会社の責任をとことん追及するという選択肢もありました。でも、そんなことをしたら間違いなく「スムースな復職」という選択肢はなくなるでしょう。アラシさんはどうしても復職したいと強く希望する一方で、会社側の責任にもこだわっていましたが、その二つが両立しない考えであることをだんだんと理解しました。

これらのことを振り返った上で、復職に向けてのアラシさんの交渉が始まりました。まず、復職の条件を「二度と再発しないと証明する」ことから、「病気の性質上、もしかしたら再発するかもしれないけれども、早めに兆候に気づき、職場に迷惑をかけないように随時相談する」ことへと変えてもらうように産業医および人事と話し合いました。話し合いの中で、会社への恨みがこみ上げてくることは何度もありましたが、そのつど、目的（復職する）を明確にしながら、選択肢を確認していきました。結論は常に「会社との話し合いを継続する」ということに落ち着きました。

話し合いは簡単ではありませんでしたが、アラシさんが「今までのエピソードを振り返ってみると、会社に迷惑をかけないようにと無理をしたことがかえって会社に迷惑をかけた」ということを認めることができると、急速に復職への道筋が開けました。どうやら会社側は、職場でも自分の殻に閉じこもり、会社との交渉においては恨みを前面に出して「訴えてもいい」と言うようなアラシさんを不気味に思っていたようでした。今回アラシさんが心を開いて話したことによって、会社側はその不気味さを乗り越えることができたのです。

うつ病からの回復を「役割の変化」と考える

うつ病からの回復期にむしろ自殺が多い、ということを私は研修医のときに習いました。うつ病が最悪のときには患者さんは自殺する気力もない。回復期には下手に元気が出てくるし、症状が不安定になるから自殺を招きやすいのだ、と教わりました。その説明はその通りだと思います。

でも、ここではさらに突っ込んで、対人関係療法的な観点から、なぜ回復期には症状が不安定になるのか、ということを考えてみたいと思います。

実は回復期というのは、大きな「役割の変化」の時期です。治療の初期には、患者さんに頼んで「病者の役割」を引き受けてもらいました。患者さんにとって、それを受け入れるのは大変な苦しみなのですが、引き受けた役割の内容そのものはシンプルです。休むこと、治療者との治療を大切にすること、無理をしないことであり、相矛盾するものはありません。

ところが、回復期には、その「病者の役割」を微妙に変化させていく必要が生じます。回復するということ、つまり、仕事をしている人なら職場に、主婦（夫）であれば家事に、また地域活動にというふうに復帰していくことは、まさに役割を変化させていくことになります。そこで求められることはあんがい大きく、バランス感覚も必要となるのです。

うつ病が治ることを「好ましいこと」という観点からのみ見ていると、この重要な点を見逃してしまいます。実際にはこの時期に大きなストレスを感じる人が少なくありません。特に、仕事を休んでいたような場合で、生活上の変化が大きいときはそうです。

118ページで述べたように、役割が変化するときには、新しい役割に対して不安が起こるものです。どれほど待ち望んだ変化であっても、これは避けられないことです。たとえば、休んでいた職場に久しぶりに「来週から戻ります」というあいさつに行ったようなときには、職場で働く人が妙に有能にキビキビとして見えることが多いものです。これは、同僚が急に有能になったというわけではなく、自分の不安を反映したものだと言えるでしょう。こんな職場に戻ることはできない、という絶望が起こるのは、そんなときです。

ですから、「不安を感じる」イコール「自分が戻ることは絶望的」ととらえるのではなく、これも一つの「役割の変化」に伴う不安なのだというふうにとらえた方がずっと正確です。そのようにとらえられれば、後はふつうの「役割の変化」のときと同じです。

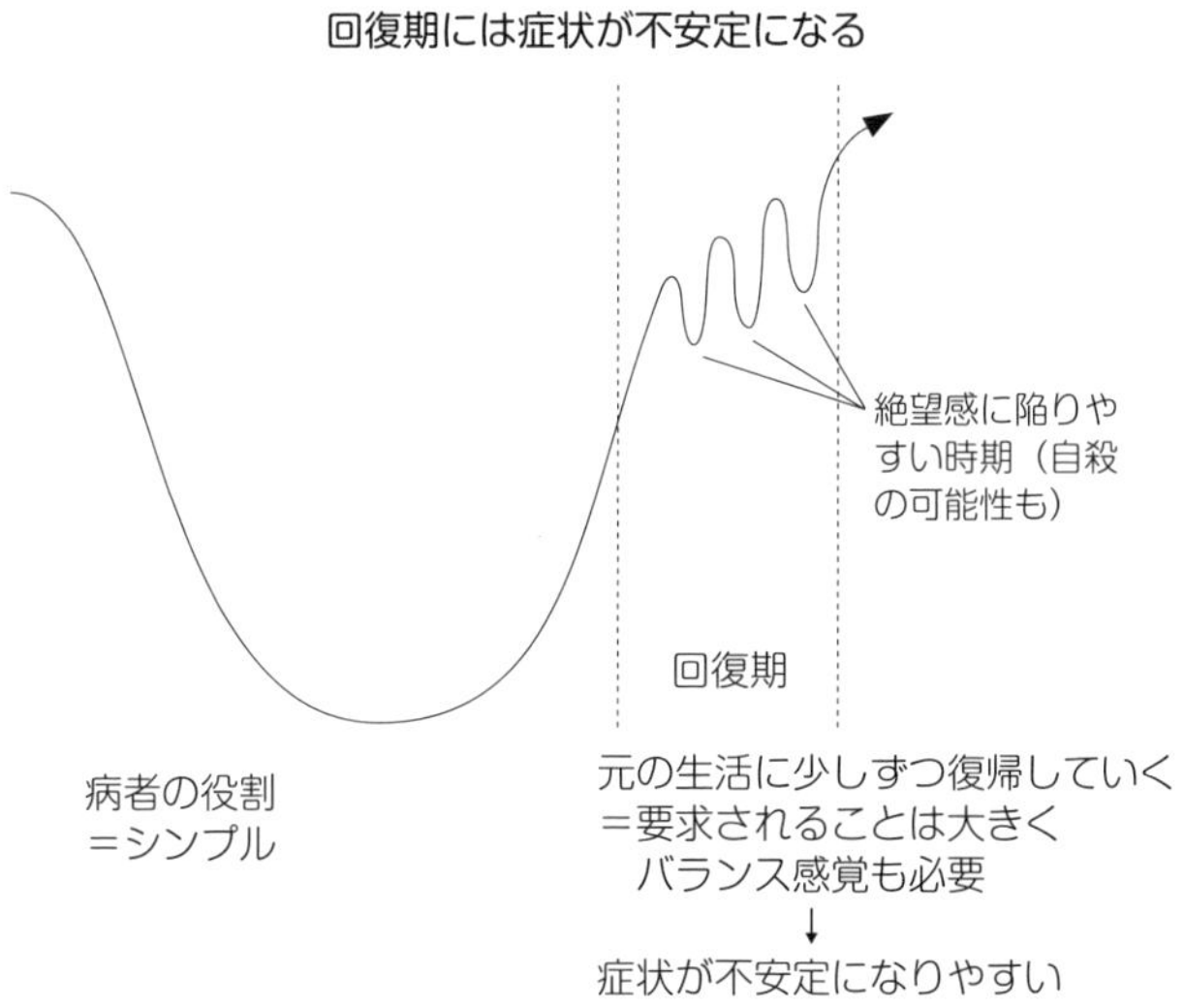
回復期には症状が不安定になる
絶望感に陥りやすい時期（自殺の可能性も）
回復期
病者の役割
＝シンプル
元の生活に少しずつ復帰していく
＝要求されることは大きく
バランス感覚も必要
↓
症状が不安定になりやすい

「病者の役割」から次なる役割へ

うつ病が治るという「役割の変化」の場合、古い役割が「病者の役割」であるということはわかりやすいと思います。うつ病という病気を抱えて、とにかく治すことに専念する役でした。一番の義務は、休むこと、治療を受けることだったわけです。

では、新しい役割は、と考えたときに、多くの方が「健康な人の役割」と答えるのではないでしょうか。そこが間違いやすいポイントであって、すでにお伝えしたような再発のしやすさを考えると、新しい役割は、「再発の可能性を抱えているけれども健康な人」ということになるのです。その役割で必要とされることは次のようなものになるでしょう。

- だんだんと社会生活を始めるけれども、無理をしないでやっていく。
- できるだけ再発しないように、今回のうつ病の治療で学んだこと（コミュニケーション、自分の感情を大切にするなど）を常に意識していく。
- 再発に備えておく。初期の兆候を知っておき、再発したようであればどのように対応するのかをはっきりさせておく。
- （再発を防止するための治療を続ける人は）再発防止のための治療が必要な病気だということを周囲の人に理解してもらい、日常生活と治療のバランスをとる。

回復を「役割の変化」としてとらえ、これらの課題を達成していくために必要なことを、次に

うつ病が回復する際の「役割の変化」

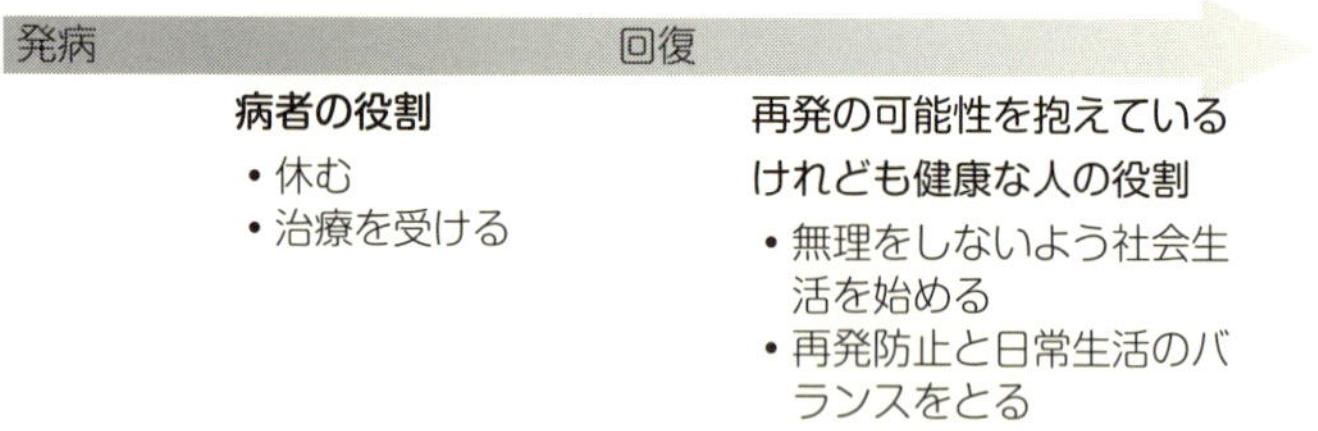

発病
回復
病者の役割
・休む
・治療を受ける
再発の可能性を抱えている
けれども健康な人の役割
・無理をしないよう社会生活を始める
・再発防止と日常生活のバランスをとる

お話ししていきます。

どんな気持ちも「適切な気持ち」

病気が治るということだけを考えれば「おめでたいこと」としか見えないかもしれませんが、病気が治るときというのは案外複雑な感情をもたらすものです。それは決してすっきりとした喜びの感情というわけではありません。不安を中心とした、モヤモヤとした気持ちが起こるでしょう。責任の重さを実感して、前に進みたくないと思ったりもします。そんなときに、「せっかく職場に戻れるのに、今までの方が気楽でよかったなどと思っている自分は社会人失格だ」などと思う必要はありません。どんな気持ちであっても、感じている以上は「適切な気持ち」であり、この時期には多くの人が感じる気持ちだということを知っておきましょう。抑えつけずに正直に感じ、親しい人にも話していけば、いずれは穏やかな気持ちになっていくでしょう。また、職場に信頼できる人がいれば、そんな気持ちを話しておくといろいろと配慮してもらえるでしょう。

「新しい役割」で必要とされること

先ほど述べた、「再発の可能性を抱えているけれども健康な人」の役割で必要とされることを、それぞれ見ていきましょう。

だんだんと社会生活を始めるけれども、無理をしないでやっていくためには、何よりも周囲の理解が必要です。また、無理をしがちな自分の傾向をどのようにコントロールするかというコツも考えておいたほうがよさそうです。折に触れて家族に声をかけてもらうなどもよい方法でしょう。

「できるだけ再発しないように、今回のうつ病の治療で学んだことを常に意識していく」ということにもつながるのですが、うつ病が治ったときに、それまでの進歩をまとめたメモを作っておくと役に立ちます。私は治療の終わりに、治療における進歩をまとめたメモを患者さんに必ず作ってもらいます。対人関係療法を受けた患者さんたちですが、そこに書かれることは必ずしも対人関係に関するものだけではありません。「何でも完璧にやらなくてもいいと思えるようになった」など、治療でまったく扱わなかった領域における進歩もいろいろと書かれます。このメモからわかることは、対人関係の問題領域というごく限られたテーマに取り組むだけで、こんなに幅広い進歩が得られるということなのです。これを逆に言えば、対人関係の問題領域というごく限られたテーマに手を抜いてしまうと、それだけ幅広い問題が起こってくるということです。そのことをよく覚えておいていただくためにも、そして引き続き同じような努力を続けていただくためにも、そのメモを折に触れて見てもらうようにします。特にストレスがたまってきたと思うようなときには重要です。

「腫れ物」扱いされないために

役割期待がずれないように配慮が必要なのは、いつでも同じです。病気から回復する時期には、特に気をつける必要があります。

病気をしていた人は「腫《は》れ物」扱いされがちですが、それは、周囲に何を期待しているかが明確に

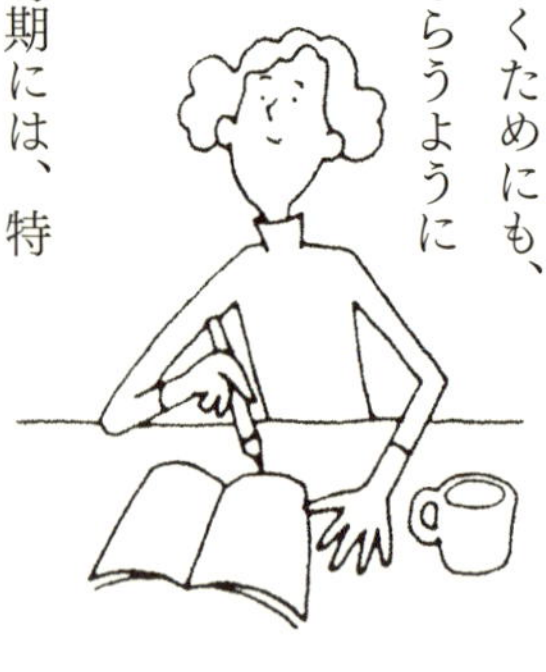

なっていないから起こることです。どのように扱ったらいいかがわからないので、「腫れ物に触るように」扱ってしまうのです。

「腫れ物」扱いされることは決して自分にとって気持ちのいいものではありませんから、自分が新しい役割でやっていくために周囲の人たちに期待する役割をはっきりとさせてみましょう。

たとえば、「質問したときには教えてほしい。気づいたことは言ってほしい。病気について相談したときは相談に乗ってほしい。それ以外はふつうに接してほしい」というのでもよいでしょう。あるいは、「ふだんはふつうに接してほしい。その上で、週一回、話し合いの時間を設けて、そこでお互いに気になっていることを話し合うという習慣を作ってほしい」というものもよいでしょう。

このときに注意していただきたいのは、「復帰させていただくだけでもありがたいのに、自分は期待などする資格がない」などと思わないことです。そのように感じてしまう方は、「役割をめぐる不一致」（第6章）のところをもう一度読んでください。役割期待が明確になっていないと、ずれが広がってしまい、下手をするとうつ病の再発にもつながりかねません。また、不一致が起こると関係者のストレスになります。本人が役割期待を明確にすることは、相手のストレスを減じることにもなるのです。

特に気をつけていただきたいのは、親しい人たちとの関係です。親しい人たちとの関係性が変わってしまうと、役割の変化に適応しにくくなります。今までと同じように、相談できることはしていきましょう。

ご家族も、病気である間は親身になってくれるけれども、職場復帰するということは一安心、と気を抜いてしまうことがあります。「役割の変化」はとても不安であることを理解してもらい、変化が落ち着くまでは引き続き支えてほしいと伝えることが重要だと思います。もちろん、そのようにきちんと説明されれば、(少なくともそれまで協力的だったのであれば)ご家族も喜んで協力してくれるでしょう。病気が治ることを誰よりも望んでいるのはご家族であろうからです。

✤　✤　✤

ようやく復職が決まったアラシさんも、そこからが本格的な「役割の変化」になりました。アラシさんの場合は病気が再発するリスクも高かったので、復職後約半年が経過するまで対人関係療法を隔週で続けました。そのときの目的は、復職という「役割の変化」に対応することでした。それまでのアラシさんの再発は、この「役割の変化」にうまく対応できなかったために起こったとも考えられたので、この治療は重要なことだと思われました。そこで、復職にあたって治療に通う時間を確保してもらうことの交渉から始める必要がありました。

また、アラシさんは主治医を中心としたそれまでのサポート体制から、新たなサポート体制を作る必要がありました。そのためには、家族はもちろん、直属の上司や同僚に病気を理解してもらうことが必要でした。アラシさんはあまり社交的なタイプではなく、職場の人間関係についてもよくわかっていないところがあったので、最も信頼できると感じていた上司を一人選んで、病気や自分の弱点をよく説明しました。アラシさんのことを心配していた上司は、定期的に飲みに行ってアラシさんの悩みを聞くという約束をしてくれました。「そういう問題があるのなら、〇〇課長に早めに話しておいたほうがいい」などというアドバイスを、その上司がいろいろとしてくれるようになりました。それは、アラシさんが最も苦手とする分野だったので、とても助かりました。

また、アラシさんは「早めに再発の兆候に気づき、職場に迷惑をかけないように随時相談する」ということを約束して復職しましたが、それは以前のアラシさんには欠けていた対人関係スキルであったと言えます。

今回は、今までのように復職して間もなく再発するというような事態は予防できると考えられましたが、再発のリスクは常に頭に置いておくべきことです。その際にどうするか、ということをアラシさんと何度もシミュレーションしました。アラシさんは、そのことを相談相手の上司にも話し、何をしてもらうかを検討することができました。これらの作業が、今後もこの会社で仕事をしていくというイメージの強化につながりました。また、実際に、誤解されにくいコミュニケーションを心がけることにより、職場の雰囲気も前とはまったく違って感じられました。アラシさんは就職して初めて、職場の一員であると感じられるようになったといいます。アラシさんは職場復帰半年後からは月一回の治療を一年間続けましたが、治療が終わるころには「会社を訴えたい」と言うこともなくなっていました。

社会復帰への「さじかげん」

アラシさんのケースは休職中というパターンでしたが、うつ病の経過が長く、かなり引きこもっていた方などは、働く場所を見つけるところから始めなければならないことも少なくありません。そういう場合、「やらなければならないとわかっているのですが……」と言いながら不安のために一歩を踏み出せない人もいれば、いきなり難しい仕事を始めてつぶれてしまう人もいます。つぶれてしまえば、病気がぶり返したり、「もう自分は何の仕事もできない」と絶望的になったりすることにもなります。両極端で中間がない、というのは、うつ病のときの一つの特徴ですが、社会復帰のしかたにもそれが表れてしまうということでしょう。

社会復帰を考える患者さんに私がよくお伝えするのは、「さじかげん」ということです。うつ病の方は、仕事を始めようとするとすぐに「完璧」を目指します。でも、長い間仕事をしていなかった人がアルバイトから始めようとするような場合には、次々といろいろなハードルを乗り越えなければなりません。まずは、履歴書を書くこと。病気による空白をどう書くか、というのも悩ましいところです（これは、アルバイトという関係性の中で、相手が本当に知りたいことは何か、というふうに考えていけば、すべてをダラダラと正直に書くことだけが正しい選択肢ではないということがわかってきます）。また、面接があります。親しい人以外とずっと会話をしていなかった人にとって、面接の場というのは大変な緊張を伴うものです。そして、面接に落ちるという体験もあるでしょう。さらに、採用されたら、そこからはまたハードルの連続です。決められた時間に責任の伴う場所に行くこと、職場の対人関係、覚えなければならないたくさんの仕事、誰にでもある仕事上のミス、それに対する上司からの注意……これらのことを、一つひとつ経験していかなければならないのです。

これらのすべてを一度にきちんとできるようにならなければいけない、と思い込んでいるのがうつ病の方たちです。でも、目標は「うつ病を治すこと」だと認識すれば、やるべきことはおのずと変わってきます。

うつ病の治療においては、とにかく休養を優先すべき時期もありますが、ある程度活動をしながらのほうが早く治るという時期もあります。社会復帰を考える時期というのは、まさにそういう時期です。そのような時期には「さじかげん」がとても大切で、活動が少なすぎても引きこもりや自信喪失につながるけれども、活動が多すぎると疲労がたまってうつ病が悪くなる、ということになるのです。ですから、どの程度の活動が病気を治す上で最適なのか、ということを知っていく必要があります。これは、どんなに優秀な専門家であっても言いあてることはできません。本人が実際に活動してみて、その感じを教えてくださることで初めてわかることなのです。そういう意味では、対人関係療法的な「実験」が不可欠です。ですから、「さじかげん」を調べる、ということは、うつ病を治すために最適な質と量を調べるための実験に積極的に参加する、という意味になるのです。

これは職場環境や仕事の量についてだけでなく、面接で落とされて具合が悪くなった、という場合にも応用することができます。次のケヤキさんの例を見てください。

✤　✤　✤

症例

二〇代前半の女性ケヤキさんは、気分変調性障害（慢性のうつ病）をずっと患ってきた人です。今回の対人関係療法で初めて病気が快方に向かってきたので、さらに進歩を確かなものにするためにアルバイトを始めてみることにしました。引きこもっていた期間は、「祖父母の介護をしていた」

さじかげんの大切さ

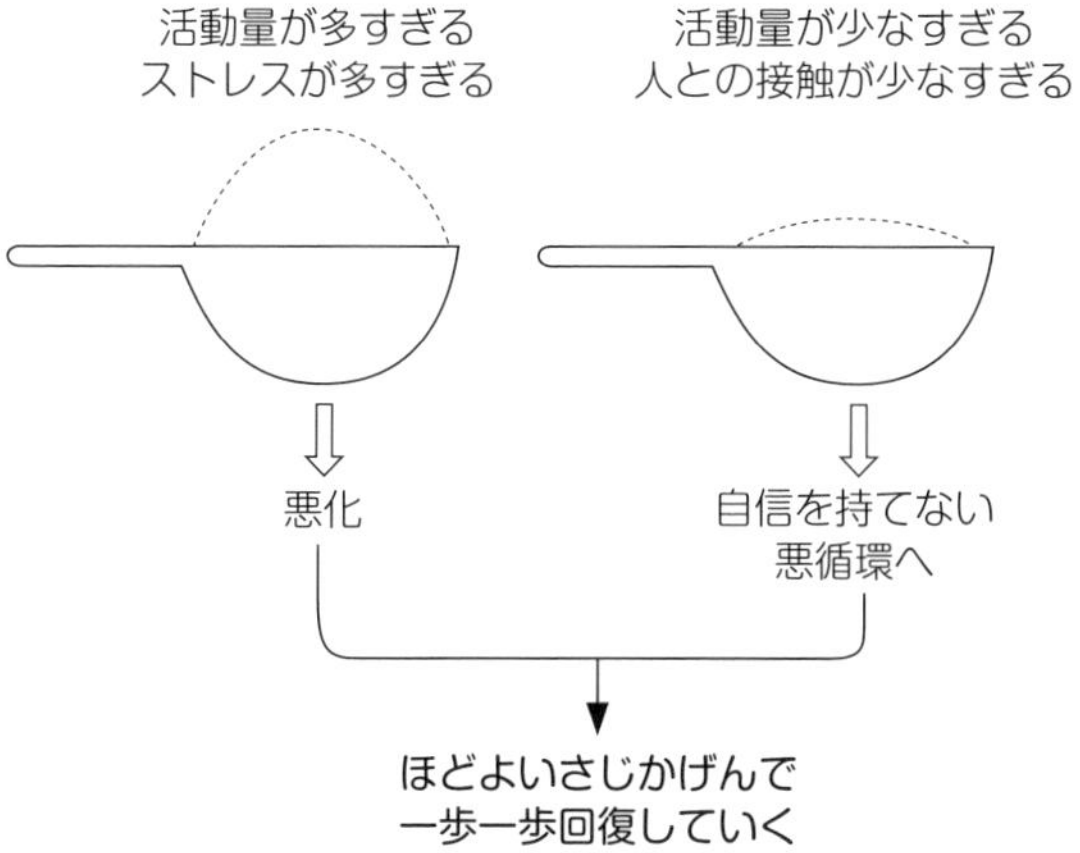
活動量が多すぎる
ストレスが多すぎる
活動量が少なすぎる
人との接触が少なすぎる
悪化
自信を持てない
悪循環へ
ほどよいさじかげんで
一歩一歩回復していく

と話すことにするなど、面接の準備も万全にしていきました。

ところが、ケヤキさんは面接に落ちてしまいました。そして、「こんな自分を採用する職場なんてあるわけがない」と、うつ病特有のネガティブな考え方で絶望の淵に沈んでしまいました。死にたい気持ちさえ感じながら治療の面接にやってきたケヤキさんと、今回のことを詳しく振り返ってみました。すると、そもそもその職場はケヤキさんが働きたいようなところでもなかった、ということがわかりました。面接が行われた事務所は乱雑で、店長の態度もとても無礼で、ケヤキさんを人として大切にしようというような姿勢も見られなかったようです。

私：ずいぶんひどそうな職場ですね。主治医としては、そんなところに採用されなくてよかったとホッとしているくらいですが。

ケヤキさん：そうかもしれませんが……。

私：面接がだめだった、と知ったとき、どんなふうに感じたのですか？

ケヤキさん：もう私は人間としてだめなんだな、と思いました。

私：もちろんどんなにひどい職場の面接でも、不合格というのはショックなことですから、落ち込む気持ちはわかりますし、そんなときには、今後も採用されることはあり得ない、というふうに思うのもわかります。特にケヤキさんのようにうつ病の方は、すぐにそういうふうに考える傾向がある、というのは今までもお話ししてきましたよね。

ケヤキさん：はい。

私：その上で、思い出していただきたいのですが、そもそも何のためにこのアルバイト計画が始まったのでしたっけ?
ケヤキさん：……治療のためです。
私：そうですよね。少し動いてみて、どんなふうに感じるかを一緒に調べていこう、ということで始まったのでしたね。
ケヤキさん：……はい。
私：そういう意味では、今回、ケヤキさんが実際に面接まで行って、いかにも質の悪そうな職場に採用されなかった、というできごとをここで話し合っているということ自体に意味がありますよね。
ケヤキさん：……それはそうなんですけど……。
私：今回の実験の結果わかったことの一つは、ケヤキさんは、これほど「さじかげん」のための実験だと言っておいても、面接に不合格になると絶望のあまり本来の目的を忘れてしまう、ということですね。
ケヤキさん：(弱々しく笑いながら)はい。
私：こういうことを何度も繰り返していかなければ、「さじかげん」という本来の目的をいつも覚えておくことは難しそうですね。
ケヤキさん：そう思います。
私：もちろん今回は不合格で傷ついたわけですから、少しの間休んで心を癒《いや》していいと思います。しばらくしたら、また「さじかげん」の実験を始めてみますか?
ケヤキさん：はい。そうしたいです。

私：「さじかげん」ということで言えば、今回のように「何が何でも採用されなければ」という気持ちで面接に臨むのは病気にとってよくないということも言えますね。

ケヤキ：そう思います。

私：今、こういうふうに話していて、どう感じますか？

ケヤキ：少し安心しました。今日ここに来るまでは人生が終わったような気がしていたんですが、何だか続けられそうです。

✤　✤　✤

この会話では、いったん面接に臨むと自らに失敗を許さない完璧主義者になってしまうケヤキさんの特徴を「うつ病によるもの」としながら、「さじかげん」という目的を改めて強調することでやる気を回復してもらっています。そして今回の体験そのものを「さじかげん」という枠組みに入れて見ることで、どういう「役割の変化」を進んでいるのかを改めて意識することができたのだと思います。

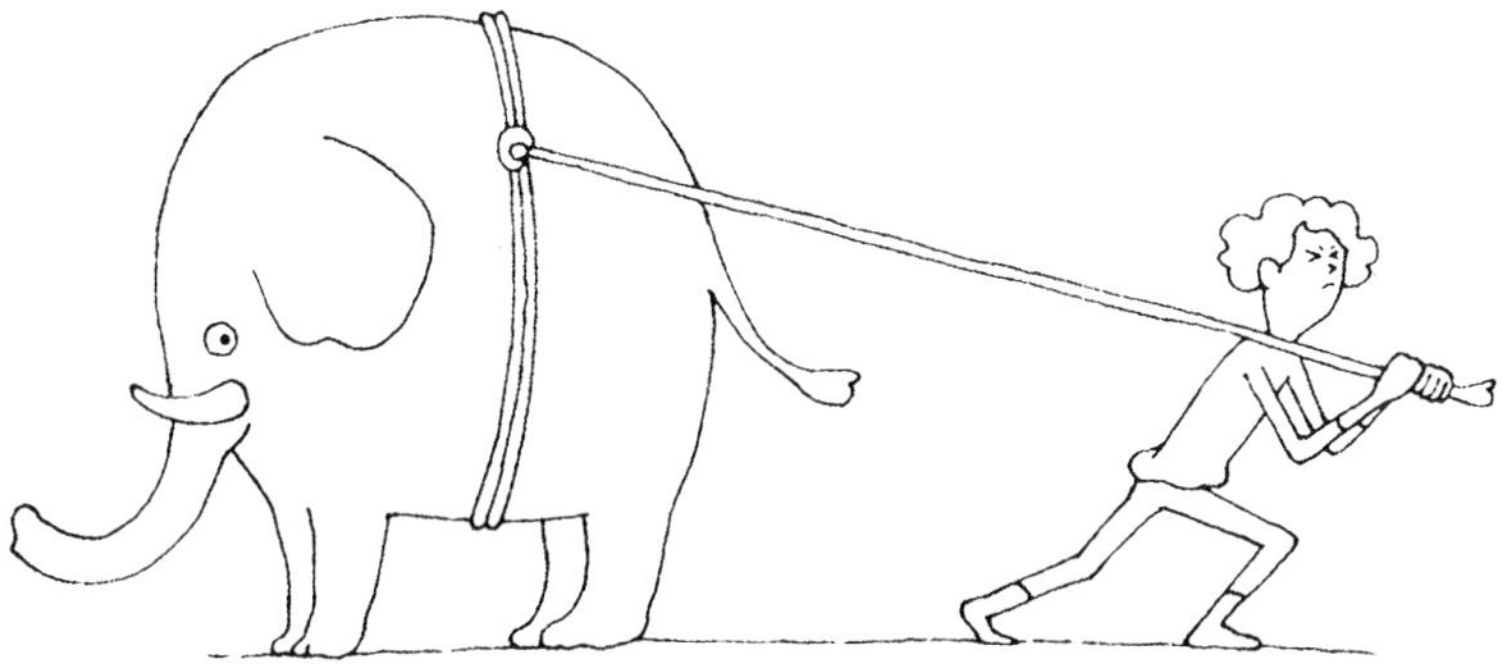

第11章　大切な家族がうつ病になったら

励ましてはいけない

右の見出しを見て「?」と思った方は、どうぞ第1章を復習してください。うつ病の人の頭の中では、悪循環のサイクルがグルグル回っています。何かがうまくいかないと、責任感の強い人は自分がもっとがんばらなければと思い、がんばるとエネルギーを使い、それだけうつがひどくなり、その症状として気力・集中力がさらに低下し、うまくいかないことが増え、もっとがんばらなければとますます思う、という悪循環です。

このような悪循環にとりつかれてしまっている人に「がんばれ」と言うと、「自分のがんばりが足りない」という意味に受け止められ、「やっぱりもっとがんばらなければならないんだ」という気持ちを強めるだけなのです。善意の励ましが、うつ病の悪循環をさらに加速させることになってしまうのです。この構造に気づけば、怖くて励ますことなどできなくなるでしょう。うつ病を治すためには、この悪循環にブレーキをかけていくことが必要ですから、そこで必要とされるコメントは「がんばれ」「病は気から」ではなく、「休め」「無理をするな」ということになるのです。「早くよくなってね」という言い方も、相手の苦しみを見ているとつい出てしまう一言なのですが、こう言われると「よくなるための努力が足りない」「早くよくならないと迷惑だ」と言われているように受け取ってしまう人もいます。ですから、「早くよくなるように、今は辛いけれども一緒に治療を受けていこうね」というふうに共同作業として話したほうがよいでしょう。

また、少しよくなってきたときに、「すっかりよくなったみたいだね」「だいぶ元気になったみたいね」と言うのも、通常であれば善意の一言なのですが、プレッシャーに感じる患者さんもあんがい多いのです。病気が治るときは大きな「役割の変化」のときですから、ただでさえプレッシャーがあります。調子にもまだまだ波があります。そこに、それらの言葉をかけられてしまうと、「辛そうな顔も見せられないな」と感じる患者さんが多いということを忘れないようにしましょう。常に頭の中に悪循環の図を入れておけば、どんなときにも心がけるのは「悪循環にブレーキをかけること」だと理解できます。よくなってきたようだと思ったら、「だいぶ顔色もよくなってきたみたいだけど、まだまだ無理をしないでね」とか「せっかくここまでがんばってきたんだから、焦らな

うつ病にはまりこむ悪循環——グルグル回ると、ますます病気が悪くなる！

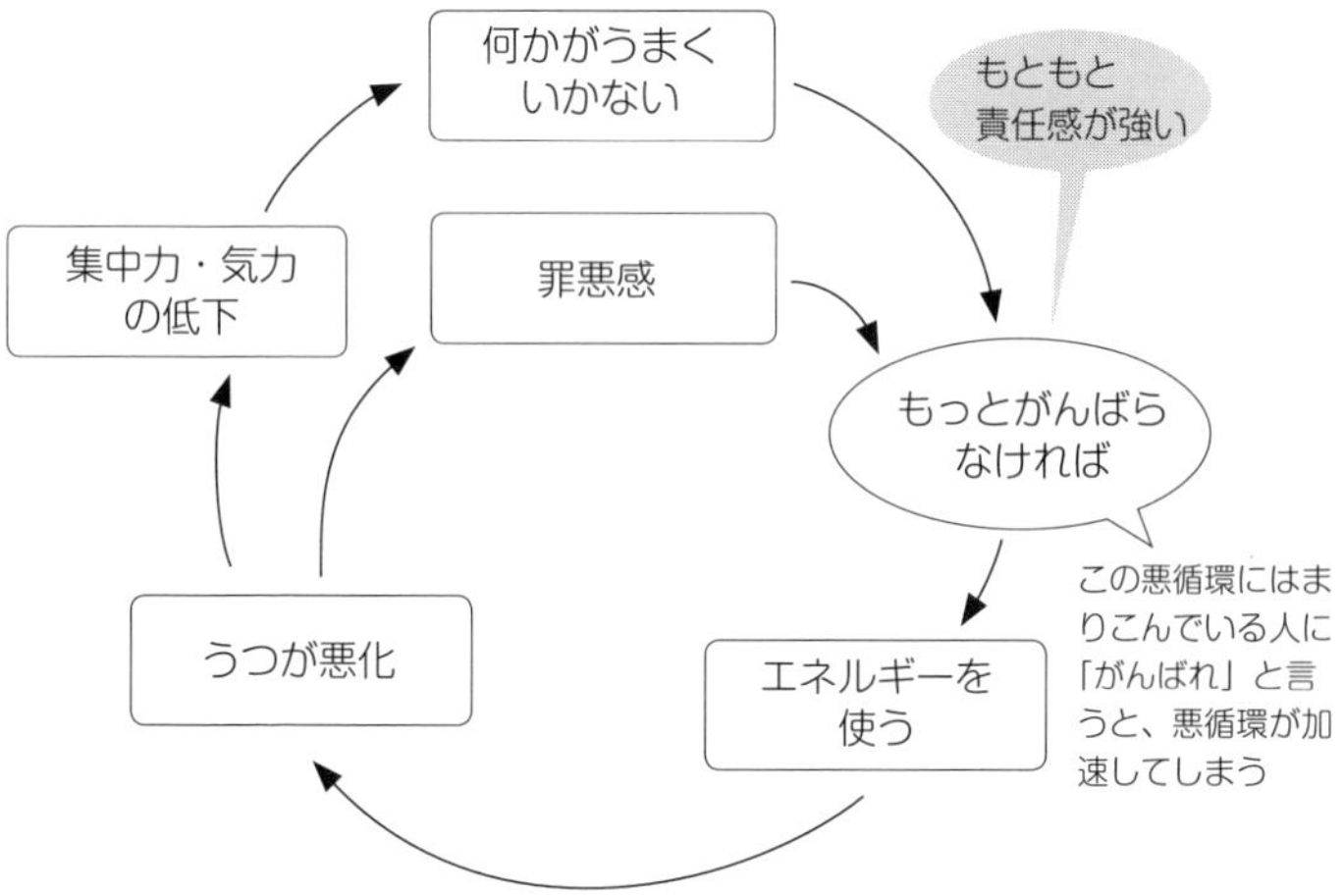
何かがうまくいかない
もともと責任感が強い
集中力・気力の低下
罪悪感
もっとがんばらなければ
この悪循環にはまりこんでいる人に「がんばれ」と言うと、悪循環が加速してしまう
うつが悪化
エネルギーを使う

いでゆっくり治そう」というふうに声をかけてあげたほうがよいでしょう。

励ましてはいけない、ということを話すと、講演などでよくいただく質問に、「それでは見放されたように感じるのではないか」というものがあります。この質問はなぜか男性からいただくことが多いのですが、職場で励まさないと「戦力外通告」するような感じがする、というのです。実際に病気になった方は「休め」「無理をするな」という一言に救われる思いがすることのほうが圧倒的に多いのですが、心配でしたら言い方を少し工夫してもよいと思います。ここでも対人関係療法で言う「役割期待」の考え方が役に立つでしょう。自分は相手に何を期待しているのかを明確に伝えるのです。それは、「あなたのことを大切だと思っている。また一緒に楽しく働きたいと思っている。そのためにも、今は休んで大事をとってくれ」ということでしょう。言い方としては、「こじらせると一緒に仕事ができなくなるから、とにかく今は休んでくれ」というのもよいかもしれません。

腫れ物に触るように扱わない

患者さんを励まさないでください、とお願いすると、反対の極端に移行してしまって、腫《は》れ物に触るような扱いをするご家族もおられます。自分の言動が患者さんを追い込んでいたのだということに気づいてしまったら、身動きがとれない感じがする、とおっしゃる方もいます。また、患者さんが「○○という言い方をされると、自分が否定されているような気がして落ち込む」などと言おうものなら、「もう何も言えない」と固まってしまうご家族もいます。もちろん、これらの対応のすべてが病気にはマイナスです。なぜかと言うと、ご家族の不自然な緊張や無力感は患者さんの罪悪感を刺激するからです。自分が家族に迷惑をかけている、という気持ちが増すのです。中には、「自分は人間扱いされていない。やっぱり自分はできそこないなのだ」というふうに、自己評価をさらに下げる人もいます。また、「このまま家族に見放されるのではないか」という強い不安を感じる人もいます。

こういう場面でどう言ったらいいかわからない、本当はこう言いたいけれど、それは励ますことになってしまうのだろうか、とわからなくなってしまったときに、正解を知っているのは患者さんです。「こういうときにはどう言ってあげたら一番楽かしら？」「こんなふうに言われると辛い？」というふうに率直に聞いてみてください。患者さんは罪悪感が強いですから、ペラペラと教えてくれることはないでしょう。でも、そうやって「本人に聞いてみる」という姿勢そのものが、共感的なコミュニケーションになっているのです。「こういうときにはどう言ってあげたら一番楽かしら？」と聞いて、「わからない」という答えが返ってきたとしても、そのやりとりだけで、「ああ、家族は自分を楽にしようとしてくれているんだな」と、愛情が伝わります。距離を置いたところでピリピリ緊張して見ているよりも、ずっと治療的です。

また、「わからない」という答えも、うつ病の症状（決断困難、罪悪感）によるものであると考えられますから、無理やり答えを聞き出そうとしないで、「そうね、今急に聞かれたってわからないわね。じゃあ、わかるときには教えてね」と安心させてあげるとよいでしょう。

「治療」と「サポート」は区別する

ご家族の姿勢で患者さんが辛さを感じる代表的なものの一つに、「気楽なアドバイス」があります。

たとえば、患者さんが不安を訴えたときに「きっと大丈夫よ」と言ったり、「そういうのは気楽に考えればいいのよ」と言ったりするようなものです。うつ病の患者さんは、病気の症状として、ネガティブに考える状態になっています。これは病気の症状ですから、気楽なアドバイスで治すことなどできません。そして、ネガティブな考え方によって一番苦痛を感じているのは患者さん本人です。そういうところに、「そういうのは気楽に考えればいいのよ」と言われてしまうと、それができない自分を責めてしまい、ますます苦しくなってしまいます。また、「きっと大丈夫よ」と言っても、「何を根拠に？」と不信感を抱いてしまうのです。そして、そんな自分をますます嫌いになります。

ご家族にお願いしていることは、「治療」と「サポート」を分けて考えるということです。治療はあくまでも治療者の仕事で、ご家族の仕事ではありません（ご家族はむしろ患者さんと一緒に「治療を受ける側」になります）。ご家族の仕事は、治療を受けている患者さんをサポートすることです。イメージしやすいのは、身体の痛みに苦しむ病気を持つ患者さんのご家族でしょう。身体の痛みがあるときに、さすってあげたり、本人がほしがるものを与えてあげたり、ということはできますが、痛みそのものをとってあげることはできません。そんなときのご家族は、「痛いのね。苦しいね。少しでも楽になることがあったら言ってね。何でもするから」という姿勢になるでしょう。

うつ病の方のご家族にも、同じ姿勢をお願いしたいのです。患者さんがネガティブなとらえかたで苦しんでいるということは、痛みと同じ症状です。ご家族には、症状を治すことはできないのです。ですから、「うつ病だから、そんなふうに感じてしまうのね。苦しいね。少しでも楽になることがあったら言ってね。何でもするから」という姿勢をとっていただきたいのです。もちろんうつ病は治る病気ですから、「これは治る病気だから、今は苦しいけれども一緒に乗り越えようね」というメッセージも発していただきたいと思います。

「そういうのは気楽に考えればいいのよ」と言うのは、ものすごい痛みに苦しんでいる相手に向かって「痛みなんて気にしなければいいのよ」と言っているのと同じ意味になってしまうということに気づいていただければと思います。

治療と価値観を混同しない

うつ病の人を励ましてはいけない、ということを知識としては理解できても、もともとの価値観として「気合い」を好む人は少なくありません。うつ病患者さんの親御さんで、「昔はもっとみんな苦労していた。気合いが足りないからこんなふうになったのではないか」とおっしゃる方もいます。私は、「気合い」という価値観までをも否定したいわけではありません。ここでお話ししていることは、あくまでも「病気」についてであって、「価値観」の話とはまったく関係がないのです。

たとえば、ふだんからランニングをして体力をつけている人が、運悪く肺炎になってしまったとしたら、やはり肺炎に効く抗生物質を飲むでしょう。そういうときに、「ランニングではなく抗生物質で肺炎を治そうとするなんて、気合いが足りない」と言うでしょうか。あるいは、そんな人がたまたま骨折してしまった、というときに、「ギプス固定して安静にするなんて、気合いが足りない。走れ」と言うでしょうか。

ここでお話ししていることは、すべて、抗生物質やギプス固定と同じ、「治療」の話なのです。日ごろどのような価値観を持っていても、それは個人の自由であり、「人生すべて気合いだ」と思って気合いを入れて生きていることもまったくかまわないのです。でも、うつ病という病気になったら、その病気の治療法を守っていただきたいというだけのことなのです。

そういう意味では、うつ病の人に「気合いだ」と言い続けることは、すでに重症の肺炎になっている人にランニングを続けるように言うのと同じことです。病気になったということを認識したら、効果的な治療を受けなければ命取りにもなりかねません。実際に、うつ病には自殺願望という症状がありますから、本当に命に関わる病気です。また、一度でもうつ病にかかった人は再発のリスクを持っていますので、治った後も決められた養生法を守っていく必要があるのです（第10章参照）。

それでも、どうしても「気合い」を捨てられない、という方は、うつ病の悪循環を止めることに気合いを入れてください。患者さんが休まずに働こうとしていたら、「だめじゃないか、ちゃんと休まなきゃ」「病院で言われたことを守らなきゃだめじゃないか」と「励まして」ください。「今までのパターンを変えるように、気合いを入れよう！」ということであれば、まさに治療が目指すところと同じです。ご自分のタイプとして「休もうね」などと優しく言えない、というご家族は、ぜひ、休むように気合いを入れてあげてください。そして、「自分は怠《なま》けているだけだ」と言う患者さんに、「何を言っているんだ。それは病気の症状なんだ。まだまだ病人としての自覚が足りない！」と目覚めさせてあげてください。

うつ病の自殺願望の扱い方

うつ病の深刻な症状に自殺願望があります。これは本当に命に関わることがあるので、軽視しては

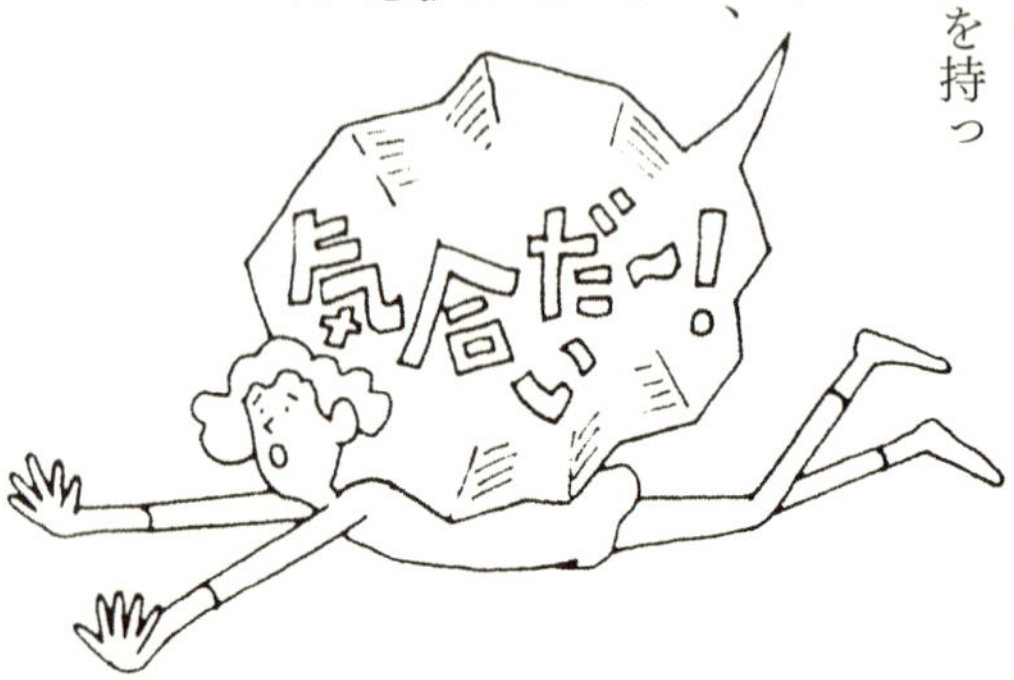

いけないものです。どんな病気も生きている限り治すことができますが、命を絶ってしまったら取り返しがつきません。

自殺のリスクが高いときは入院したほうがはるかに安全ですので（一〇〇パーセントの保証というのは、身体拘束でもしない限り無理ですが）、入院したほうがいいかどうかは主治医とよく話し合う必要があります。入院しないということになったのであれば、衝動的な自殺に結びつくようなもの（刃物など）は目に見えるところに置かないほうがよいでしょう。また、マンションの高層階などの場合、明らかに飛び降りやすいような部屋には寝かさないなどの配慮も必要です。

ここでは、そういう一般的なリスク管理の他に、自殺という症状を対人関係療法の観点からどのように扱うかを考えてみます。

まず、自殺したいという気持ちを、明らかな病気の症状として認識します。これは患者さんの死生観などの問題ではなく、病気の症状なのです。中には、うつ病になる前から「死にたい」などと言うのがクセだった人もいるかもしれませんが、そのようなときと現在の深刻さはまったく違うはずです。

自殺願望という症状は、絶望感と最も関連するものです。ですから、症状を理解するときに「死ぬ」「死なない」というところだけにこだわるのではなく、「それほど希望が持てない辛い状態なのだ」というところを理解してあげてください。

さて、患者さんが「死にたい」「死なせてほしい」と言っているという状況を、対人関係療法的な「役割期待」という観点から見てみましょう。このときに患者さんが本当に言いたいことは何かというと、「症状がひどすぎて生きているのが辛い」ということでしょう。そういう場合に、家族として求められる役割は何でしょうか。「『治療』と『サポート』は区別する」のところでお話ししましたが、家族は医療の専門家ではありませんから（仮に家族に医師がいても、ここでは治療者ではなく家族としての役割が求められます）、その役割は「病気を治すこと」ではないはずです。

では家族の役割は何か、というと、まずは患者さんが役割期待について抱いているまちがった思い込みを是正する必要があります。それは、うつ病で自己評価が著しく下がった患者さんがよく抱くものですが、「自分が生きていることが迷惑なのだから、死んだほうが相手のためになる」というまちがった思い込みなのです。家族は一瞬悲しむかもしれないけれども、すぐに自分のことなど忘れて幸せな生活に戻るだろうと本気で思い込んでいる人は少なくありません。そういう人には、まずこちらの期待していること、「何をしてもいいけれども、とにかく生きていて」という思いを強く伝えましょう。あまりにも患者さんが頑固で「それは本音ではないはず。本当は死んでほしいと思っているのだろう」と言い続ける場合には、もしも患者さんが自殺をしてしまったら自分は一生自分を責め続けることになる、ということを伝えてもよいでしょう。これは「相手を視野に入れる」というやり方であるとも言えます（83ページ）。

患者さんを失うことを思えば今の苦労など何でもない、ということを強調しましょう。そもそも、誰よりも苦しんでいるのは患者さん本人なのであって、家族ではない、ということも伝えましょう。その証拠に、本人は自殺したがっているけれども、家族はそうではないのです。家族が病気になっていないということは、苦労があるとしてもまだ耐えられる範囲内なのだ、という理屈を説明してもよいでしょう。

「死なないでほしい」という希望は強く伝えるべきですが、同時に、「死にたいほど辛いという気持ちは遠慮なく話してほしい」ということも伝えるべきです。ご家族の中には、患者さんが「死にたい」と言うと、「もうその話はしないで」と言ったり、ため息をついて落ち込んだりする人もいますが、そういうコミュニケーションは、患者さんが辛さを表現する自由を奪ってしまいます。病気が治るまでは耐えるしかない患者さんにとって、それがどれほど辛いことかを理解する必要があります。「死なないでほしい」というのは、行動面への一つの注文にすぎず、「死にたい気持ち」という症状を「治療」することはできないのです。「絶対に死なないでね。でも、死にたいほど辛いのでしょうから、何でも話して。話せば少しは楽になるかもしれないから」というふうに言うとよいでしょう。自分は家族に迷惑をかけていると思っている患者さんは、家族に「愚痴」をこぼすことは迷惑に決まっている、と思い込んでいることが多いのです。そういう場合には、「思いつめるよりも、愚痴をこぼしてくれたほうがむしろありがたい」ということを伝えましょう。

うつ病の親を持つ子どもに配慮したいこと

親のうつ病が子どもに大きな影響を与えるということは、いろいろなデータから明らかにされてきました。そのプロセスが詳しくわかっているわけではありませんが、臨床的な観察からは、まず、親の気力の低下によって子どもに十分な愛情を表現してあげられなくなること、親のいらだちや不安など精神的な不安定さに子どもが振り回されること、うつ病のときに症状としてあらわれる「もののとらえ方のゆがみ」が子どもにネガティブな影響を与えること、などが考えられます。

子どもというのは、親の顔色をよくうかがうものです。親が不幸そうにしていると、「自分が何とかしてあげなければならない」と思います。これは裏返して言うと、親が不幸そうにしていると、常に「自分の努力が足りないのではないか」「自分は人間として何かが足りないのではないか」と思うようになるということなのです。それが自尊心を低下させ、子ども自身のこころの問題につながっていきます。

親がうつ病だと子どももうつ病になりやすいということがどういうプロセスで起こるのかということについては正確な結論が出ていませんが、遺伝と環境との両方の側面があると一般に考えられています。うつ病という病気が遺伝するわけではないとしても、うつ病になりやすいような責任感の強い性格は遺伝します。そして、親がうつ病であるために、子どもが無力感を抱いたり「自分には価値がない」と感じたりするような環境が作られてしまうと、子どもはうつ病を発症しやすくなるでしょう。

これらの問題を克服するためには、対人関係療法の「病気の強調」がとても役に立ちます。親は「不幸」なのではなく、「病気」にかかっているだけであり、それは専門家がきちんと面倒を見ているから心配しなくても大丈夫だ、ということを子どもにも学んでもらうのです。そして、その「病気」の症状として、親は愛情表現を適切にできないし、イライラしていることが多いけれども、本当は子どもを心から愛しているのだ、ということを説明してあげるとよいのです。うつ病である親自身も、一度きちんと子どもにそう説明し、余裕があるときには言葉にして愛情表現をしてあげればよいでしょう。そうすることで、「自分は親として失格だ」という気持ちが少しは和らぎます。

そして、周囲もそれに合わせて一貫した対応をとっていったほうがよいのです。うつ病を正しく理解することの大きなプラスがここにあります。つまり、周囲がうつ病を理解せずに、「怠けているのではないか」という不満を何となく鬱積《うっせき》させていると、それが子どもにも伝わります。子どもはまわりの人から不満を抱かれている親のことがとても心配になり、ますます問題が大きくなります。そうではなく、周囲が率先してうつ病を理解し、「病気だから、ああいうふうになるんだね。早く治るといいね」というようなことを子どもに言ってあげると、子どもは安心します。子どもは子どもでいることを許されるべきであり、親の「保護者」役をさせないことが重要です。

親がうつ病で入院するような場合も、ふつうの病気の入院と同じように説明すればよいでしょう。子どもの寂しさを認めると同時に、治る病気で、必ず戻ってくる、ということを説明して安心させることができます。また、子どもは親が自分のことを見捨ててしまったのではないかということが常に気になりますので、入院中の親はちょっとした手紙でもいいですから、「早くうちに帰って〇〇ちゃんに会いたい」「〇〇ちゃんに会えなくて寂しい」「早く病気を治して〇〇ちゃんにご飯を作ってあげたい」というような愛情表現を可能な限りしてあげましょう。

大切なのは親の愛情を表現することです。ありがちなことですが、「〇〇ちゃんがいい子にしているか心配です」「勉強をがんばってくれれば安心だ」というようなことばかり言っていると、子どもは親を安心させたい一心で、不健康な「いい子」になってしまうことがある、ということも覚えておきましょう。親の現状についてある程度の安心ができることと、親からの愛情を確認できることが、子どもの成長を本質的に安定させます。

終　章――うつ病を通して成長する

うつ病になって初めてわかること

本書の最後に、うつ病という病気を少し大きな視点から考えてみたいと思います。うつ病に限らないのですが、私は常々「治りますか？」と質問される患者さんに、「単に元に戻るのではもったいないですよ。せっかく病気になってこれだけ苦労されたのだから、元よりもよい状態にならなければ」と申し上げています。つまり、患者さんのさまざまなパターンがストレスをもたらしやすい構造になっていたために病気になったのであり、せっかく病気になって治療を受けたからには、そういう構造そのものを変えて、前よりもストレスを感じずに生きられるようになったほうがよい、という意味です。私は患者さんから「病気になってよかったと思えるくらいです」と言っていただくことも少なくなく、そういうときには本当に嬉しいです。

そもそも、「うつ病」とはどういう病気なのか、その意味を少し考えてみましょう。

多くの患者さんの治療をしてきて、よく患者さんに申し上げるのは、「ここまでかたくなに思い込んでいたのですから、病気にでもならなかったら、絶対に変わらなかったでしょうね」ということです。たとえば、「あらゆる人が苦しみを我慢して生きている」という考え方をすり込まれている人がいます。そういう人は、自分が苦しみを感じても、「こんなことくらい、他の人も我慢しているはず」と思って、状況を変えようともしないし、他人に苦しさを打ち明けようともしません。苦しみを感じる自分そのものが「人間として未熟だ」と思うからです。

もちろん、あらゆる人が苦しみを我慢して生きているなどという事実はなく、多くの人が、苦しみと喜びのバランスをとりながら、あるいは、苦しみをうまくコントロールしながら、生きているわけです。同じように苦しみを体験しても、自分はその苦しみを（他人の力を借りたりすることによって）コントロールできる、という自信があれば、うつ病にはなりにくいでしょう。ただただ苦しみに耐えていたら、やはり人間はどこかの時点でうつ病などの病気になると思います。

対人関係療法の中で、他人の意見を聞いてみるという体験を初めてすることによって、自分の考え方が必ずしも唯一絶対の真理ではなかった、ということに気づく人も少なくありません。そんなときには「病気になったおかげで、こういう体験をすることができたのですね」と言えるわけです。

同じような思い込みとして、「本心を話したら、人は自分から離れていくだろう」というものがあります。自分は人よりも努力していないと価値を認めてもらえない、というようなものもあります。こういう思い込みも、本心を話して人との親しさが増したり、他人は表面的な価値よりも人間的な価値を重視するのだという発見をしたりする中で、修正していくことができます。

このようなテーマにおいて、うつ病が果たす役割は大きいものです。「本心を話したら、人は自分から離れていくだろう」と思い込んでいるタイプの人は、初めのうち、自分のうつ病も隠して何とかやっていこうとします。うつ病で集中力も低下し、仕事をするのがほとんど無理なのに、今まで以上に努力してそれをカバーしようとします。でも、ついに、それが破綻《はたん》する日がやってきます。うつ病であることを理由に休む、ということは、ある意味では「初めて本心を打ち明けた」ということになります。自分のつらさを認めて周囲に援助を求めていることになるからです。

また、うつ病になると、どれだけ努力しても、実績が上がらなくなります。「自分は人よりも努力していないと価値を認めてもらえない」と思い込んでいるのに、それが事実上不可能になるのです。こうなって初めて、人間の性質を知ることになります。人は思ったよりも優しい存在だということです。「こんなに何もできなくなってしまっただめな私を心配してくれるなんて、申し訳ない」「私を励まそうとして無理して言っているだけで、本当は迷惑なのではないか」と最初のころは言う患者さんが多いですが、相手から「私はそんなにケチな人間じゃないよ」「家族って、そういう次元とは違うでしょう。生きていてくれるだけでありがたいのよ」などと繰り返し聞かされていく中で、だんだんと、相手が本当のことを言っているということを理解するようになります。「自分は人よりも努力していないと価値を認めてもらえない」という思い込みの真偽を本当に確認するには、実際に努力できない状況に置かれるしかありません。

そういう意味では、うつ病というのはよくできた病気だなあ、と感心することも多いのです。「無理をしないで」といくら言っても無理をしてしまう人は、うつ病になって実際に無理ができない状況に陥るまでは自分のパターンを止められないし、何でも自分でコントロールすべきだと思い込んで自分に重圧をかけている人は、うつ病という自分のコントロールを超えた状況に陥《おちい》るまではコントロールを手放すことができないのです。うつ病はもちろんつらい病気なのですが、見方を変えれば、自分の健康を蝕《むしば》むパターンをストップさせる防御能力であると考えることもできます。

学ぶべきことを終えたとき病も癒える

そういう意味では、うつ病を経験することは大きな「役割の変化」です。「自分はどこまでも努力できる」「表面を取り繕《つくろ》わないと人は自分を嫌いになる」というような思い込みに縛られた人生から、「自分ができることには限界がある」「本心を伝えた方が人との絆《きずな》が強まる」という新たな認識を持った人生へと、変化するのです。うつ病を経験すると、それまで自分にも他人にも厳しかった人が自分にも他人にも優しくなる、というのはよく見られる現象です。自分の限界を認めるということは、他人の限界も認めるということです。また、自分の本心を打ち明けていくと、相手も本心を打ち明けやすくなります。うつ病を経験することは、その人にとって、大きなパラダイム・シフトとなります。これはもちろん、人生を豊かにすることです。

うつ病のように「治る病気」の場合、その病気から学ぶべきことを学び終わると病気が治るという印象を私は持っています。病気になったことを自分の落ち度だと考えたり、どうしようもない不運だと考えたりすると、ますますうつ病を悪くしてしまいます。でも、この病気は自分に何を教えてくれるためのものだろうか、というふうに考えてみると、病気ですら前向きにとらえることが可能になります。

その「役割の変化」のときに支えとなるのが「病者の役割」です。「病者の役割」とは、病気になる前にはできなかったことをできるようにするための一時的な杖のように考えることもできます。「自分は病気ではない」と抵抗するのではなく、杖を使ってどんどん歩く練習をしましょう。そして、自分で歩けるようになると、杖は必要なくなります。

うつ病は自分を守るセンサー

うつ病は必然の結果として起こってくるものです。幸せに暮らしていたのに、何のきっかけもなくある日突然うつ病になる、ということはあり得ません。本書で述べてきたようないろいろなきっかけがあって起こってくる病気です。

ですから、「うつ病にさえならなければ自分の人生は充実していたはずなのに」という考え方はやめましょう。それはあり得なかった選択肢なのです。なぜかと言うと、うつ病は、自分を守るためのセンサーだと考えられるからです。これ以上現状を続けると命は保証しませんよ、ということを教えてくれるものなのです。無理をして仕事をしているとき、自分の気持ちを抑え込んで平気なふりをしているとき、人との関係に行きづまって自暴自棄になっているとき、うつ病というセンサーが働いてくれるのです。そこで私たちは我に返り、「このままではいけない」ということに気づかされるのです。もしかしたら、うつ病の症状の一つである自殺願望も、「現状を放置すると死にますよ」というサインなのかもしれません。

ですから、「うつ病にさえならなければ」ということはなく、「うつ病になったおかげで自分は守られた」と考えたほうがより正確でしょう。再発を予防していくということは、うつ病の力を借りずに自分自身のセンサーを身につけていく、ということになりますが、基本は同じ考え方です。「これからはうつ病に教えてもらう前に自分で気づくようにしよう」ということです。

自分の限界を引き受けるということ

人との間で起こることは、すべて、お互いの共同作業の結果ですし、小さな人間関係を超えた社会情勢や自然災害など、とても個人がコントロールできないものもあります。つまり、自分一人が結果を一〇〇％決めることなどできないのです。

うつ病になるということについても、自分一人が「うつ病になろう」と決めても、なれないのです。自分と周囲との関係の中で、自分と環境の相性の中で、病気は起こってきます。「自分」といっても、すべて自分が決められるわけではありません。生まれつき持っている遺伝的特徴もあります。遺伝、性格、小さなころの環境、時代背景、現在の親しい人との関係など、さまざまなことが絡み合った結果として病気は起こってきます。

ですから、「病気になったのは自分の落ち度」と言えるほど、人間には物事を左右する力はないのです。第1章で、「病気というのは、予防などには一定の工夫ができるとしても、ひとたびなってしまうと本人のコントロールを離れるもの」と書きました。何でも自分でコントロールできると思って生きてきた人は、病気を体験して初めて、人生にはコントロールできないものもあるということを知ることになります。前述したように、それは挫折ではなく、前向きな「役割の変化」であると位置づけることができるでしょう。

対人関係の力

本書をお読みいただいて、対人関係というのは諸刃の剣なのだということに気づかれたでしょうか。対人関係は、ストレスの一番のもとになります。対人関係療法の四つの問題領域は、まさにそれを示しているものでしょう。でも、同時に、対人関係は病気を治す上で一番の力を発揮します。対人関係療法を行っていて思うのは、「途中から急に楽になる治療法だ」ということです。たしかに最初は、病気について説明したり、対人関係上の新しい試みをやってもらったりと、いろいろとエネルギーを使います。でも途中からは、こちらがお願いしてもいないような領域で、患者さんやまわりの方がどんどん進歩をしていってくださるのです。お願いしていない領域で進歩が起こる、というのは、まさに治療がうまくいっている証拠なのですが、対人関係療法を行っているとひんぱんに体験されることです。

私が常々思うのは、人は、病気の人も、周囲の人も、十分な力を持っており、ただその使い方を教えてあげるだけで十分なのだ、ということです。もう少し踏み込んで言えば、本来の力を発揮できなくしている誤解を解いてあげるだけで十分だということです。そのためには、病気についての正確な知識を持つことでもいいですし、正しい知識に基づいて、今までよりも少しだけ勇気を出して、対人関係上のやりとりをしていただければ、そこに存在する大きな力と可能性に気づくことでしょう。

あとがき

本書は、〈シリーズ対人関係療法〉の第一弾として出版していただいたものです。最初にうつ病を取り上げたのは、序章で述べたように、誰にとっても無縁な病気ではなくなったというような「うつ病ならでは」の理由もありますが、うつ病は歴史的に対人関係療法の開発の出発点であり、対人関係療法の基本を理解するのにとてもわかりやすい病気でもあります。つまり、うつ病を「病気」としてはっきりと位置づけることのメリット、うつ病という病気についてよく学ぶことのメリット、周囲の人たちとの関係に注目することのメリットがよくわかる病気なのです。いずれも対人関係療法で重視する領域です。

対人関係療法は、目新しい治療法を発明しようとして作られたものではなく、「人はどういうときにうつ病になるか」「すでに行われている治療の中で役に立つ要素は何か」という観察から作られた常識的な治療法です。実際に、うつ病の治療の中で、「そもそも性格の問題なのではないか」「豊かな時代に育ったので甘えているだけではないか」「病気、病気と言うからよくならないのではないか」とおっしゃるご家族に、うつ病がどういう病気で、どういうふうにして治るのかを説明することに費やす時間の長さと、その効果の大きさを考えれば、対人関係療法で重視しているポイントはまさにうつ病治療の本質だと言えるのでしょう。

うつ病については、歴史的に、専門家の間でもさまざまな議論がありました。「内因性」（もともと本人が病気として持っている）のうつ病と「心因性」（ストレス反応として起こってくる）のうつ病があると考えられた時代も長く、前者であれば薬物療法、後者であれば精神療法、と考える治療者も多かったようです。現在では、どんなうつ病も「内因性」であると同時に「心因性」であるということが精神医学の常識として共有されてきているように思います。つまり、うつ病になりやすい人となりにくい人は確かにいるけれども、同時に、どんなうつ病もストレスをきっかけにして起こってくるということです。そんな「ストレス」の代表選手が、対人関係であるということは本文でも述べました。治療法についても、「薬物療法か精神療法か」ではなく、「薬物療法と精神療法を、補完し合うものとして用いる」という考え方が受け入れられるようになっています。現在うつ病で抗うつ薬を飲んでおり、精神療法が手軽に受けられる環境にない方は、ぜひ本書を「薬物療法を補完するもの」として役立てていただきたいと思います。

最後になりますが、対人関係療法との出会いを与えてくださった恩師である慶應義塾大学の大野裕教授、一貫してご指導くださっている対人関係療法創始者のワイスマン教授に深謝申し上げます。対人関係療法を行う中でさまざまな気づきをくださった多くの患者さんにも心から感謝しております。また、当初より対人関係療法に深い関心と理解を示してくださり、今回もシリーズ化という大きなご提案をくださった創元社の渡辺明美さん、編集にご尽力くださった河田朋裕さんに心から感謝申し上げます。

うつ病はたしかに本当に苦しいものですが、本書を通して、うつ病を生かして人生の質を高めるという視点がより多くの方に共有されれば幸いです。なお、本書に述べられている症例は、個人が特定できないように、複数の症例を組み合わせてあります。

二〇〇九年　九月

水島広子

本書の内容に関する参考文献（一般向け）

対人関係療法でなおす　双極性障害　創元社
対人関係療法でなおす　気分変調性障害　創元社

参考文献（治療者向け）

対人関係療法総合ガイド　岩崎学術出版社
臨床家のための対人関係療法クイックガイド　創元社
臨床家のための対人関係療法入門ガイド　創元社
ＤＳＭ－Ⅳ－ＴＲ　精神疾患の診断・統計マニュアル　医学書院

参考サイト

国際対人関係療法学会（英語）　http://www.interpersonalpsychotherapy.org
対人関係療法勉強会（日本語）　http://www.hirokom.org/ipt/benkyo.htm

著者紹介…………………………………………………

水島広子（みずしま　ひろこ）

慶應義塾大学医学部卒業・同大学院修了（医学博士）。慶應義塾大学医学部精神神経科勤務を経て、2000年６月～2005年８月、衆議院議員として児童虐待防止法の抜本改正などに取り組む。1997年に共訳『うつ病の対人関係療法』を出版して以来、日本における対人関係療法の第一人者として臨床に応用するとともに普及啓発に努めている。現在は、対人関係療法専門クリニック院長、慶應義塾大学医学部非常勤講師（精神神経科）、国際対人関係療法学会理事。

主な著書に、『自分でできる対人関係療法』（創元社）、『トラウマの現実に向き合う――ジャッジメントを手放すということ』（文庫、創元社）、『怖れを手放す――アティテューディナル・ヒーリング入門ワークショップ』（星和書店）、『拒食症・過食症を対人関係療法で治す』（紀伊國屋書店）、『「怒り」がスーッと消える本』『身近な人の「攻撃」がスーッとなくなる本』（いずれも大和出版）『「心がボロボロ」がスーッとラクになる本』（さくら舎）などがある。

ホームページ　http://www.hirokom.org

対人関係療法《たいじんかんけいりょうほう》でなおす　うつ病《びょう》

病気の理解から対処法、ケアのポイントまで

2009年10月20日　第１版第１刷発行
2018年５月10日　第１版第９刷発行

著　者……………………………………
水島広子

発行者……………………………………
矢部敬一

発行所……………………………………
株式会社 創元社
http://www.sogensha.co.jp/
本社　〒541-0047 大阪市中央区淡路町4-3-6
Tel.06-6231-9010　Fax.06-6233-3111
東京支店　〒101-0051 東京都千代田区神田神保町1-2 田辺ビル
Tel.03-6811-0662

印刷所……………………………………
株式会社 太洋社

ISBN978-4-422-11461-3　C0311